家庭服务业规范化服务就业培训指南

中国家庭服务业协会推荐

家政服务工程适用教材

儿童营养指导

万梦萍 匡仲潇 主编

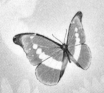

中国劳动社会保障出版社

图书在版编目（CIP）数据

儿童营养指导/万梦萍，匡仲潇主编. —北京：中国劳动社会保障出版社，2013

家庭服务业规范化服务就业培训指南

ISBN 978-7-5167-0099-0

Ⅰ.①儿…　Ⅱ.①万…②匡…　Ⅲ.①儿童-营养卫生-指南　Ⅳ.①R153.2-62

中国版本图书馆 CIP 数据核字（2013）第 018237 号

中国劳动社会保障出版社出版发行

（北京市惠新东街 1 号　邮政编码：100029）

出 版 人：张梦欣

*

北京北苑印刷有限责任公司印刷装订　新华书店经销

787 毫米×1092 毫米　16 开本　14.75 印张　249 千字

2013 年 1 月第 1 版　　2013 年 1 月第 1 次印刷

定价：30.00 元

读者服务部电话：(010) 64929211/64921644/84643933

发行部电话：(010) 64961894

出版社网址：http://www.class.com.cn

家庭服务业规范化服务就业培训指南
系列丛书

丛书顾问

韩　兵：中国家庭服务业协会法人代表、副会长

刘福合：国务院扶贫办政策法规司司长

丛书专家委员会（排名不分先后）

黎学清：中国老年事业发展基金会副秘书长

万建龙：江西省就业局局长

李国泰：广西壮族自治区就业局局长

丁建龙：四川省广元市劳动就业服务局局长

石　军：北京市门头沟区妇女联合会主席

滕红琴：北京市门头沟区妇女联合会副主席

薛大芃：中国家庭服务业协会副会长兼秘书长

庞大春：中国家庭服务业协会监事会会长

李大经：中国家庭服务业协会副会长、北京市家政服务协会会长

胡道林：中国家庭服务业协会副会长、宁波市家庭服务业协会会长、

　　　　海曙81890服务业协会会长

陈　挺：中国家庭服务业协会副会长、广东省家庭服务业协会会长

李春山：中国家庭服务业协会副会长、吉林省家庭服务业协会会长

杨志文：中国家庭服务业协会副会长、陕西省家庭服务业协会会长

沈　强：中国家庭服务业协会副会长、吉林农业大学人文学院院长、
　　　　　家政学系教授

马燕君：中国家庭服务业协会培训部主任

黄学英：山东中医药高等专科学校护理系主任、教授

郭建国：中华育婴协会会长

董蕴丹：辽宁省家庭服务业协会会长

陈　华：湖北省家庭服务业协会会长

周珏民：上海家庭服务业行业协会副会长

曹　阳：辽宁省家庭服务业协会秘书长

孙景涛：深圳市家政服务网络中心总经理

卢震坤：深圳市家庭服务业协会秘书长

谢　敏：深圳市深职训职业培训学校校长

夏　君：全国服务标准技术委员会家庭服务工作组委员

本书编写人员

主编：万梦萍　　匡仲潇

参编：(排名不分先后)

滕红琴	刘军	张曼	万映桃	向春丽
刘权萱	蔡定梅	孙丽平	马秀华	马德翠
杨丽	段青民	杨冬琼	柳景章	曹阳
谢敏	黄河	林友进	林红艺	段利荣
段水华	陈丽	贺才为	江美亮	滕宝红

序　言

随着国民经济的发展与人民生活水平的不断提高，人民群众对社会化家庭服务的需求越来越旺。党中央、国务院及各级政府十分重视家庭服务业的发展，为家庭服务业的发展指明了道路。温家宝总理2010年9月1日主持召开国务院常务会议，研究部署发展家庭服务业的政策措施，其中重点提出：加强就业服务和职业技能培训。《国务院办公厅关于发展家庭服务业的指导意见（国办发[2010]43号）》提出：把家庭服务从业人员作为职业技能培训工作的重点，以规范经营企业和技工院校为主，充分发挥各类职业培训机构、行业协会以及工青妇组织的作用，根据当地家庭服务市场需求和用工情况，开展订单式培训、定向培训和在职培训。

大力发展家庭服务业，不仅可以缓解就业压力，调整经济结构，促进经济平稳较快增长，而且可以满足人们日益增长的生活服务需求。当前，我国工业化、城镇化、市场化建设加速发展，既给家庭服务业的发展提供了最佳机遇，也将使累积的矛盾和问题重重呈现。这就需要我们从事家庭服务业相关工作的决策者、管理者、企业经营者，开动脑筋、发挥集体的智慧，积极探索行业发展规律，改进和创新工作方法，从行业发展、管理服务入手，紧紧抓住技能培训、促进就业等多个环节，系统总结和推广各地的好经验、好做法，提升从业者的就业素质和技能水平，提升行业管理水平，走出一条符合中国实际的家庭服务业发展道路。

"家庭服务业规范化服务就业培训指南"系列丛书第一套出版后，得到社会的广泛好评，更激励了作者及时总结经验，更新培训内容。第二版除根据家庭服务业的发展情况和读者的反馈，修订、补充了部分内容，还扩充了早教师、护工、催乳师等岗位。该系列丛书吸纳国际先进的培训体系，并结合我国家庭服务业实际，以提升从业人员的服务水平、专业技能为目的，立足于学用结合，体例简明，贴近广大从业人员的实际需求，通俗易懂，操作性强；以提高家庭服务企业的核心竞争力为目的，立足于精细化、标准化管理，贴近广大企业管理人员的实际需求，高效实用。

在这套丛书即将出版之际，我真诚希望家庭服务行业的同行、家庭服务理论研究工作者和广大家庭服务从业人员，对丛书提出宝贵意见，也希望这套丛书能对中国家庭服务业的培训工作起到很好的指导作用，为国家相关部门在家庭服务政策研究、行业规范工作方面提供一定的帮助。

中国家庭服务业协会法人代表、副会长

二〇一一年九月二十一日

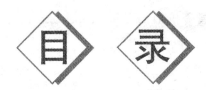

目 录

第一章　儿童生长发育概述

第二章　食物原料营养价值

第三章　常见食材选购指导

第四章　合理烹调减少营养流失

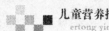

第五章　不同年龄阶段儿童营养指导

第六章　不同时期儿童营养指导

第七章　儿童缺乏营养应对指导

第八章　特殊问题儿童营养指导

第一章

儿童生长发育概述

本章学习目标：

1. 了解影响儿童生长发育的因素。

2. 掌握儿童生长发育的一般规律。

3. 掌握不同阶段儿童生长发育的特点。

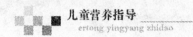
第一节　儿童生长发育规律及影响因素

生长发育是人体的一个重要生命现象，贯穿着整个儿童和青少年时期。掌握儿童生长发育特点及影响因素，才能有效地进行指导，促进儿童健康成长。

一、儿童生长发育一般规律

（一）由量变到质变的连续过程

儿童生长发育是由量变到质变的复杂过程，不仅是身高、体重的增加，而且器官也在逐渐分化，机能也逐渐成熟。

（二）有一定程序

儿童生长发育既有连续性又有阶段性。每一个阶段都有其独有特点来区别于其他阶段，任何一个阶段发育受到阻碍都会对后一阶段发育产生不良影响。

（三）速度是波浪式

以身高、体重为例，由婴儿期到成熟期有两次生长加速期，即婴儿期和青春发育期。

（四）不是成比例地发展

从出生到成人的发育过程中，头增长1倍，躯干增长2倍，上肢增长3倍，下肢增长4倍。年龄越大，头和躯干的比例就越小。出生时头占身长比例为1/4，2岁时为1/5，6岁时为1/6，成人为1/8。

第一次加速期（4岁以前）和第二次加速期（8~10岁）称为长重期，儿童体重增加速度超过身长，儿童显得肥胖；而5~7岁和11~15岁称为长高期，身长增加速度超过体重，儿童显得瘦长。

二、儿童生长发育的影响因素

（一）营养

合理调配膳食是维持人体良好的营养状况和健康的基础。丰富而又平衡的膳食能够促进儿童生长发育。

（二）锻炼

人的动作协调性和动作的灵敏度提高，在幼儿时期最为显著，合理的体格锻炼能够促进儿童的生长发育，能改善儿童各系统的功能，增强疾病抵抗力。

（三）生活制度

合理地安排一个有规律、有节奏的生活制度，使儿童能够得到足够的户外活动，适当的学习和活动，定时的三餐和充分睡眠时间，对儿童身体发育将起到促进作用。

（四）急慢性疾病

任何急慢性疾病都对儿童生长发育产生直接的影响。影响程度取决于疾病部位及病程。

（五）气候和季节

气候对儿童生长发育有一定影响。季节对发育影响更明显。一般来说，春季儿童身高增加最快，秋季体重增加最快。

（六）遗传因素

遗传对儿童的发育起肯定作用。一般父母高的子女也高。遗传还可以预测子女的身高和体型。但是后天因素不容忽视。利用父母身高预测子女身高公式如下：

$$儿子成年时身高（厘米）＝\frac{父身高＋母身高}{2}×1.08$$

$$女儿成年时身高（厘米）＝\frac{父身高×0.923＋母身高}{2}×1.08$$

第二节　不同阶段儿童生长发育特点

一、婴儿期生长发育特点

婴儿期是指从出生到1岁期间，是人的第一个生长发育的高峰。这个时期是否能够得到正常发育，对以后影响极大。

从出生到1岁，身高从50厘米增加到75厘米，体重从3 000克增加到9 000克，头围从34厘米增加到45厘米。6～7个月开始出牙，呼吸30次／分钟，心率120次／分钟。5～10个月，大脑神经系统的发育最快。

（1）在出生后头几个月，管理呼吸、循环、消化等生命活动的中枢神经系统部位发育都比较好，神经纤维髓鞘化过程也较快。

（2）骨骼系统生长迅速，但骨化过程在不同部分有所不同。

（3）多数婴儿的手骨有一小部分骨化，后囟门在3个月左右闭合，女孩的骨骼发育比男孩稍早。

（4）肌肉系统快速生长，但是骨骼肌的横纹肌在1岁内还不能随意控制。

（5）头部肌肉和颈部肌肉比下肢肌肉发育早。

二、幼儿期生长发育特点

（一）体格

（1）发育不及婴儿迅猛，但较成人旺盛。

（2）体重每年增加约2千克。

（3）身长增加1～2岁约10厘米，2～3岁约5厘米。

（二）脑

脑重：出生时370克；6个月时600～700克；2岁时900～1 000克；7岁时接近成人，1 500克。

出生后头6个月，脑细胞数目的增加出现第二个高峰，以后增加逐渐缓慢，可持续到2岁。

小脑在1岁内发育很快，到3岁时小脑已基本与成人相同，能够维持身体的平衡和准确性。

（三）神经系统

周围神经包括颅神经、脊神经和植物神经，其主要功能是传导冲动。可分为有髓鞘和无髓鞘两种，除植物神经的节后纤维无髓鞘以外，其余均有髓鞘。

神经的髓鞘化依神经种类不同而异，颅神经在小儿出生后3个月可完成，但髓鞘化过程缓慢，直到4岁还未完成，相反视觉神经纤维直到出生前很短时间才有髓鞘形成，但以后发育非常迅速。

脊髓神经从胎儿5～6个月开始形成，2岁是髓鞘形成阶段，4岁时已相当成熟，以后仍在缓慢进行直至成年。由于婴儿时期神经纤维髓鞘形成不全，因此兴奋传导易波及邻近神经而引起泛化现象。

（四）牙齿

牙齿发育变化大，1岁时萌出上下左右第一颗乳磨牙，1.5岁出尖牙，2岁出现第二颗乳磨牙，共18～20颗。全部20颗乳牙出齐应不迟于2.5岁。若2.5岁仍未出齐，属异常，如克汀病、佝偻病、营养不良等患儿出牙较晚。乳牙计算：乳牙数=月龄－6（2岁内）。

幼儿牙齿还处于生长过程，咀嚼食物的功能尚未完善，这个时期幼儿容易发生消化不良及某些营养缺乏病。幼儿的咀嚼效率随年龄的增长而逐渐增加，6岁时达到成年人的40%，10岁达到70%。18月龄胃蛋白酶的分泌已经达到成人水平，1岁后胰蛋白酶、糜蛋白酶、脂酶的活性接近成人水平。

三、学龄前儿童生长发育特点

（一）身高、体重稳步增长

3～6岁的儿童体格发育速度相对减慢，但仍保持稳步增长，此期身高约增长21厘米，体重约增长5.5千克。

神经细胞的分化已基本完成，但脑细胞体积的增大及神经纤维的髓鞘化仍然继续进行。

足够的能量和营养素的供给是其生长发育的物质基础。

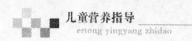

中国营养学会推荐能量摄入量为1 300～1 700千卡，其中蛋白质为45～55克。

（二）咀嚼及消化能力仍有限

3～6岁儿童咀嚼及消化功能不能与成人相比，膳食应当注意烹调方式，一定要注重摄入质地柔软、营养素含量丰富的食物，否则将会导致营养素摄入不足。

（三）尚未形成良好饮食习惯和卫生习惯

此期儿童进餐常常表现出注意力分散，进餐时间延长。

四、学龄期儿童生长发育特点

自6岁起进入小学学习至12岁小学毕业为学龄期儿童，或称小学生。

这一阶段儿童体格生长速度较前更趋平稳，较少患病。体重每年约增加2千克，身高每年增长5.8～6.5厘米。但到小学五六年级（10～12岁）时，部分儿童已进入青春前期，体格生长进入第2次发育加速期，每年体重平均可增加高达4～6千克，身高每年平均可增长7～8厘米。

女孩进入青春发育期一般较男孩早2年左右，所以，小学高年级女生平均体重、身高常超过男生，而后又被男生所超过。

小学生生长发育的个体差异较大，这不仅与男女性别、营养状况有关，而且也和活动量大小、进入青春前期早晚有相当的关系。

本章习题：

1.简述影响儿童生长发育的因素。

2.简述儿童生长发育的一般规律。

3.婴儿期儿童生长发育的特点是什么？

4.幼儿期儿童生长发育的特点是什么？

5.学龄前儿童生长发育的特点是什么？

6.学龄儿童生长发育的特点是什么？

第二章

食物原料营养价值

 本章学习目标:

1. 了解谷类原料的营养价值。

2. 认识豆类及其制品的营养价值。

3. 掌握蔬果的营养价值。

4. 掌握肉类的营养价值。

5. 了解蛋类及其制品的营养价值。

6. 认识奶类及其制品的营养价值。

第一节　谷类原料的营养价值

谷类原料为禾本科植物的种子，主要包括小麦、大米、玉米、小米、高粱及其他杂粮。

我国膳食构成比例中49.7%为谷类，大约含50%～70%的能量、55%的蛋白质来源于谷类，谷类也是一些无机盐及B族维生素的重要来源。

一、谷类的结构和营养分布

谷类种子的结构如图2-1所示。

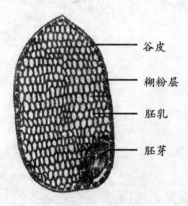

　　谷皮

　　糊粉层

　　胚乳

　　胚芽

图2-1　谷类种子的结构

（一）谷皮

谷皮为谷粒的外壳，对胚和胚乳起保护作用，主要成分为纤维素、半纤维素、木质素、少量蛋白质、脂肪、B族维生素。谷皮的食用价值不高，影响口感，在加工时被去除。

（二）糊粉层

糊粉层位于谷皮与胚乳之间，含有较多的磷、B族维生素及矿物质，在碾磨加工时与谷皮同时脱落被丢弃。

（三）胚乳

胚乳位于谷粒的中部，是谷类的主要部分，含大量淀粉和一定量蛋白质，越靠近胚乳周边的部位，蛋白质的质量分数越高。

（四）胚芽

胚芽位于谷粒的下端，富含脂肪、蛋白质、矿物质、B族维生素和维生素E。胚芽的质地较软而有韧性，不易粉碎，但加工时易与胚乳分离而损失。

二、谷类的营养特点

（一）蛋白质

蛋白质的质量分数一般为8%～15%。谷类蛋白质分为四种，如图2-2所示。

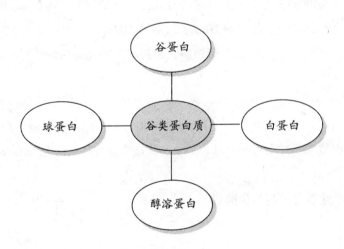

图2-2　谷类蛋白质类别

稻米含谷蛋白较高，玉米含醇溶蛋白最多，小麦中醇溶蛋白和谷蛋白几乎相等。大多数谷类蛋白质的必需氨基酸组成不平衡。

（二）碳水化合物

谷类碳水化合物的质量分数大约为70%。主要为淀粉（胚乳淀粉细胞），含量>70%，以支链淀粉为主。

（三）脂肪

谷类中脂肪含量较低，一般为2%～4%。大米、小麦为1%～2%，玉米和小米可达4%。谷类的脂肪主要集中在糊粉层和胚芽中，多为不饱和脂肪酸，质量较好。玉米和小麦胚芽油中亚油酸含量60%，可降低血清胆固醇，防止动脉粥样硬化。

（四）矿物质

谷类矿物质含量为1.5%～3%，主要在谷皮和糊粉层（约30种），主要是钙和磷，受植酸影响，消化吸收较差。

（五）维生素

谷类是膳食中B族维生素的重要来源，主要分布在糊粉层和谷胚中。

三、加工对谷类营养价值的影响

谷类加工的目的主要是改善其感官性状。谷类的碾磨程度越高，粗纤维的质量分数越低，对于改善谷类的口感和引起食欲起重要作用，而且有利于消化吸收。

谷类所含矿物质、维生素、蛋白质、脂肪多分布在谷粒的周围和胚芽内，向胚乳中心逐渐减少。

加工精度与谷类营养素的保留程度有着密切关系，加工精度越高，营养素损失越大；如果谷类加工粗糙，出粉或出米率高，虽然营养素损失较少，但口感差，同时由于植酸和纤维素的质量分数较高，还将影响其他营养素的吸收。

四、常见谷类的营养价值

（一）粳米

粳米是我国南方日常生活中的主要粮食，除含有人体需要的营养成分，满足人体需要外，还具有食疗作用。粳米具有补中益气、益脾胃的价值，是病后肠胃功能减弱、烦渴、虚寒、泻痢等症的食疗佳品。

（二）糯米

糯米即黏稻米，在我国北方俗称江米。糯米营养丰富，其淀粉结构主要为支链淀粉，经糊化后性质柔黏，性味温甘。因此，糯米是一种柔润食品，能补中益气、暖脾胃、止虚寒泻痢等，特别适宜脾胃病者食疗。

（三）小麦

小麦可制成各种面粉（如精面粉、强化面粉、全麦面粉等）、麦片及其他免烹饪食品。从营养价值看，全麦制品更好，因为全麦能为人体提供更多的营养，更有益于健康。小麦具有清热除烦、养心安神等价值，小麦粉不仅可厚肠胃、强气力，还可以作为药物基础剂，故有"五谷之贵"的美称。

（四）小米

小米也称粟米、谷子，是我国北方某些地区主食之一。据分析，每100克小米含蛋白质9克，脂肪3.1克，膳食纤维1.6克，维生素$A_1$7微克，胡萝卜素100微克，维生素$B_1$0.33毫克，维生素$B_2$0.1毫克，维生素E 3.63毫克，微量元素铁5.1毫克等。

由于小米营养丰富，不仅可以强身健体，而且还可防病去恙，具有养肾气、除胃热、止消渴（糖尿病）、利小便等价值。

（五）玉米

玉米也称包谷、玉蜀黍、包粟、玉谷等，因其粒如珠、色如玉而得名珍珠果。玉米含有多种营养成分，其中胡萝卜素、维生素B_2和脂肪含量居谷类之首，脂肪含量是米、面的2倍，其脂肪酸的组成中必需脂肪酸（亚油酸）占50%以上，并含较多的卵磷脂和谷固醇及丰富的维生素E，因此玉米具有降低胆固醇，防止动脉粥样硬化和高血压的作用，并能刺激脑细胞，增强脑力和记忆力。玉米中还含有大量的膳食纤维，能促进肠道蠕动，缩短食物在消化道停留的时间，减少毒物对肠道的刺激，因此可预防肠道疾病。

（六）黑米

黑米俗称黑糯，又名补血糯，其营养价值很高，是近年来国内外盛行的保健食品之一。黑米的米皮紫黑，而内质洁白，熟后色泽鲜艳，紫中透红，味道香美，营养丰富。据营养分析，黑米含蛋白质约9.4%，其赖氨酸、色氨酸、膳食纤维、维生素B_1、维生素B_2等的含量均高于其他稻米。

黑米具有补中益气、暖脾止虚、健脑补肾、健身等价值；现代医学证实，常食黑米能防治头昏、目眩、贫血、白发、眼疾、腰膝酸软等，是老人、幼儿、产

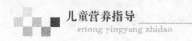
妇、体弱者的滋补佳品。

（七）荞麦

荞麦又称乌麦、甜麦、花麦、花荞、三棱荞等。荞麦含蛋白质9.3%，比大米和面粉都高，而且含人体必需的赖氨酸含量也高。

荞麦含有具有药理价值的云香苷（芦丁）等物质。云香苷具有降脂、软化血管、增加血管弹性等作用。因此，在日常膳食中经常搭配适量荞麦，可以预防高血压、高血脂、动脉粥样硬化、冠心病等疾病。

（八）燕麦

燕麦又名雀麦、黑麦、铃铛麦、玉麦、香麦、苏鲁等，是一种营养丰富的谷类食品，不仅蛋白质含量高于其他谷类，而且必需氨基酸中赖氨酸含量也高于其他谷类。燕麦中的脂肪含量为6.1%~7.9%，其中必需脂肪酸（亚油酸）占35%~52%。燕麦含有较多的膳食纤维、维生素B_1、维生素B_2和较多的磷、铁等。

由于燕麦含有亚油酸、氨基酸及其他有益的营养成分，因此被称为降脂佳品，对预防和治疗动脉粥样硬化、高血压、糖尿病、脂肪肝等也有较好效果。

（九）薏仁米

薏仁米又称薏苡仁、药玉米、感米、薏珠子等，属药食两用的食物。薏仁米含有多种营养成分，据测定，薏仁米蛋白质含量高达12%以上，高于其他谷类（约8%），还含有薏仁油、薏苡酯、薏苡仁素、β-谷甾醇、多糖、维生素B等成分。

其中薏苡酯和多糖具有增强人体免疫功能、抑制癌细胞生长的作用。国内外有用薏仁米配伍其他抗癌药物治疗肿瘤，并收到一定疗效。临床上常用于治疗脾虚腹泻、肌肉酸痛、关节疼痛、屈伸不利、水肿、脚气、白带、肺痈、肠痈、淋浊等多种病症。

第二节 豆类及其制品的营养价值

一、豆类的营养特点

豆类食物的营养成分主要在子粒内部的子叶中，因此在加工中除去种皮不影响营养价值。各种豆类中都有抗营养物质，不利于豆类中营养素的吸收，甚至对人体有害。豆类中含有的植酸会妨碍钙、铁的吸收。

二、加工对豆类营养价值的影响

大豆中存在的一些干扰营养素消化吸收的抗营养因子，影响了大豆中各种营养素的消化吸收，使蛋白质的消化吸收率、生物价值降低，钙、铁、锌等无机盐及微量元素的吸收受到很大影响。

大豆在加工的过程中经过浸泡、加热、脱皮、碾磨等多道工序，减少了大量抗营养因子，使大豆中的各种营养素的利用率都得到很大提高。

三、常见豆类的营养价值

（一）大豆

大豆包括黄豆、青豆、黑豆、白豆等品种，其中以黄豆最为常见。大豆含有较丰富的矿物质及维生素，见表2-1。

表2-1 大豆中所含矿物质及维生素

序号	类别	作用
1	多肽	抗氧化，降血压，缓冲血糖上升，促使胆固醇分解，增强免疫力
2	异黄酮	抑制人体产生癌肿的关键酶，抗溶血，可预防和治疗骨质疏松症、更年期综合征

续表

序号	类别	作用
3	低聚糖	活化肠道内有益的双歧杆菌，抑制产气杆菌，通便、降脂、抗动脉硬化
4	皂贰	降低血液中胆固醇和甘油三酯，清除自由基，抗血栓形成、抗肿瘤，抗病毒，对艾滋病病毒有一定抑制作用
5	卵磷脂	阻止胆固醇在血管壁沉着，降低血黏度，提高大脑活力，增强记忆力，延缓衰老；抑制褐色素的生成和聚集，益于皮肤美白细嫩

 特别提示

　　黑豆中微量元素如锌、铜、镁、钼、硒、氟等的含量都很高，而这些微量元素对延缓人体衰老，降低血液黏稠度等非常重要。黑豆皮为黑色，含有花青素，花青素是很好的抗氧化剂来源，能清除体内自由基，尤其是在胃的酸性环境下，抗氧化效果好，增加肠胃蠕动。

（二）豌豆

　　豌豆既可作为蔬菜炒食，籽实成熟后又可磨成豌豆面粉食用。因豌豆豆粒圆润鲜绿，十分好看，也常被用来作为配菜，以增加菜肴的色彩，促进食欲。荷兰豆就是豆荚用豌豆，炒食后颜色翠绿，清脆爽口。豆苗是豌豆萌发出2~4片子叶的幼苗，鲜嫩清香，最适宜做汤。

　　豌豆荚和豆苗的嫩叶中富含维生素C和能分解体内亚硝胺的酶，具有抗癌防癌的作用。豌豆所含的止权酸、赤霉素和植物凝素等物质，具有抗菌消炎、增强新陈代谢的功能。在荷兰豆和豆苗中含有较为丰富的膳食纤维，可以防止便秘，有清肠作用。

（三）红豆

　　红豆的维生素B_1含量丰富，除了能防止疲劳物质沉淀在肌肉里、预防脚气病外，也能使糖分更容易分解燃烧。所以，红豆也具有预防肥胖的效果。红豆对于肾脏、心脏、脚气病等形成的水肿具有改善的效果，这主要是来自于其所含皂角化合物的作用，除了可以利尿、预防便秘外，还具有解毒、催吐等作用。皂角化合物在红豆种皮部分的含量特别多，因此煮食红豆时最好不去皮。

（四）绿豆

绿豆中的多种维生素及钙、磷、铁等矿物质的含量都比粳米多。

（1）绿豆中所含的蛋白质和磷脂均有兴奋神经、增进食欲的功能，为机体许多重要脏器增加营养所必需。

（2）绿豆中的多糖成分能增强血清脂蛋白酶的活性，使脂蛋白中甘油三酯水解，达到降血脂的效用，对冠心病、心绞痛有预防功效。

（3）绿豆中含有一种球蛋白和多糖，能促进动物体内胆固醇在肝脏中分解成胆酸，加速胆汁中胆盐分泌并降低小肠对胆固醇的吸收。

（4）绿豆的有效成分具有抗过敏作用，对荨麻疹等疾病有疗效。

（5）绿豆对葡萄球菌及某些病毒有抑制作用，能清热解毒。

（6）绿豆含丰富胰蛋白酶抑制剂，可以保护肝脏，减少蛋白分解，从而保护肾脏。

四、常见豆制品的营养价值

（一）豆腐

豆腐根据原料的不同可分为南豆腐和北豆腐。南豆腐的原料为大豆，北豆腐的原料一般为提取脂肪后的大豆。

豆腐在加工过程中除去了大量的膳食纤维等抗营养因子，各种营养素的利用率都有所增加，如整粒大豆中蛋白质的消化率为65%，豆腐中蛋白质的消化率则提高至92%～96%。钙、铁、锌等无机盐的吸收率也有所提高。

（二）豆浆

豆浆的蛋白质含量为2.5%～5%,脂肪含量不高，为0.5%～2.5%,碳水化合物的含量在1.5%～3.7%。豆浆中蛋白质的消化率约为85%。豆浆中的脂肪含量低，用豆浆代替牛奶，可以避免牛奶中高含量的饱和脂肪酸对心血管系统疾病患者的不利影响。

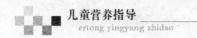

（三）豆腐干

与豆腐相比，豆腐干中的水分含量明显降低，因而各种营养素的含量都有所增加，蛋白质的含量可达到20%～35%。

（四）豆芽

大豆和绿豆都可以制作豆芽。豆芽除含有豆类的营养素外，在发芽过程中能产生抗坏血酸。干豆类几乎不含维生素C，豆芽却含有维生素C。绿豆芽的维生素C含量比黄豆芽高，发芽后第6～7天时维生素含量最高。

第三节　蔬果的营养价值

一、蔬菜的营养价值

（一）碳水化合物

蔬菜中的碳水化合物包括糖、淀粉、纤维素和果胶。大部分蔬菜的碳水化合物含量较低，仅为3%～5%。根茎类蔬菜的碳水化合物含量较高，马铃薯为16.5%，藕为15.2%，其中大部分是淀粉。

蔬菜中所含的纤维素、半纤维素、果胶是人们膳食纤维的主要来源。叶菜类和茎菜类的蔬菜中含有较多的纤维素、半纤维素，胡萝卜、西红柿等则含有一定量的果胶。食用菌类的糖类主要是菌类多糖，具有多种保健作用。

（二）矿物质

蔬菜含有丰富的矿物质，特别是钾、钠、钙、镁、铁、磷等，对人体调节膳食酸碱平衡十分重要。

蔬菜为高钾、低钠食品，也是钙和铁的重要膳食来源，不少蔬菜中的钙含量超过了100毫克/100克。绿叶蔬菜铁含量较高，为（2～3）毫克/100毫克。

部分菌类蔬菜富含铁、锰、锌等微量元素。由于蔬菜中含有较多的草酸，会影响人体对钙、铁的吸收，在烹调加工中应先焯水，再和其他原料一起烹制。

（三）维生素

蔬菜含有丰富的维生素C和胡萝卜素。色泽鲜艳的叶茎类蔬菜维生素的含量一般都很高，为（20～40）毫克/100克。

维生素C含量丰富的茄果类蔬菜有青、红辣椒，每100克辣椒含有70～110毫克的维生素C，其次是西红柿。瓜类的维生素C含量相对较少，其中苦瓜维生素C含量高，每100克苦瓜中含60～80毫克维生素C。

胡萝卜素与蔬菜中其他色素共存，凡绿色、红色、橙色、紫色蔬菜中都含有胡萝卜素。深色的叶菜中胡萝卜素含量特别高，如油菜、菠菜等每100克含量可高达2毫克以上。

蔬菜中维生素B_2含量不高，菌类和海藻类蔬菜维生素C含量不高，但烟酸、B族维生素含量较高。

（四）蛋白质及脂肪

蔬菜中蛋白质的含量很低，在3%以下。在各种蔬菜中以鲜豆类、菌类和深绿色叶菜的蛋白质含量较高，但氨基酸的组成不符合人体的需要。蔬菜的脂肪含量一般在1%以下。

（五）芳香物质及色素

蔬菜中含有多种芳香物质，其油状挥发性化合物称为精油，主要成分为醇、酯、醛、酮等。芳香物质赋予食物香味，能刺激食欲，有利于人体的消化吸收。蔬菜中含有多种色素，使蔬菜的色泽五彩缤纷，既有助于烹饪配菜，又有助于调节食欲。

相关知识：

蔬菜中的抗营养因子

1. 毒蛋白

毒蛋白中含量比较高的是植物红细胞凝集素，主要存在于扁豆等荚豆类蔬菜中。对人和动物的毒性作用主要是影响肠道吸收维生素、无机

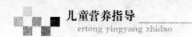

盐及其他营养素。

2.氰苷类物质

豆类、果仁类、水果的果仁等中氰苷类物质含量比较高。

3.硫苷

硫苷的主要成分是硫苷类化合物。硫苷类化合物存在于甘蓝、萝卜、芥菜、卷心菜及葱、大蒜等植物中，过多地摄入硫苷类化合物，有致甲状腺肿的生物学作用，其作用机制是妨碍人体对碘的吸收，但加热可使其破坏。

4.皂苷

皂苷主要有大豆皂苷和茄碱两种，前者无明显毒性，后者则有剧毒。茄碱主要存在于茄子、马铃薯等茄属植物中，分布在表皮，虽然其含量不高，但多食后会引起喉部、口腔瘙痒和灼热感。

5.草酸

草酸对食物中各种无机盐，特别是钙、铁、锌等的消化和吸收有明显的抑制作用。

6.亚硝酸盐

蔬菜腐烂、新鲜蔬菜存放在潮湿和温度过高的地方、腌菜时放盐过少、腌制时间过短都有可能产生亚硝酸盐。亚硝酸盐食用过多会产生肠原性青紫症。

长期少量摄入亚硝酸盐也会对人体产生慢性毒性作用，特别是亚硝酸盐在人体内与胺结合，产生亚硝胺时有致癌作用。

7.生物碱

鲜黄花菜中含有秋水仙碱，因而必须通过焯水、蒸煮等过程减少其在蔬菜中的含量，减少对人体的毒性。

二、水果的营养价值

多数新鲜水果含水分85%～90%，是膳食中维生素、矿物质和膳食纤维的重要来源。红色和黄色水果中胡萝卜素含量较高，枣类、柑橘类和浆果类水果中维生素C含量较高，香蕉、黑加仑、枣、红果、龙眼等钾含量较高。成熟水果所含的营养成分一般比未成熟的水果高。

（1）水果中含碳水化合物较蔬菜多，主要以双糖或单糖形式存在，如苹果和梨以果糖为主，葡萄、草莓以葡萄糖和果糖为主。

（2）水果中的有机酸如果酸、柠檬酸、苹果酸、酒石酸等含量比蔬菜丰富，能刺激人体消化腺分泌，增进食欲，有利于人体对食物的消化，同时有机酸对维生素C的稳定性有保护作用。

（3）水果含有丰富的膳食纤维，膳食纤维在肠道能促进肠道蠕动。尤其水果含较多的果胶，可以降低胆固醇，预防动脉粥样硬化，与肠道中的有害物质（如铅）结合，促使其排出体外。

（4）水果中还含有黄酮类物质、芳香物质、香豆素、D-柠檬萜（存在于果皮的油中）等植物化学物质，具有特殊的生物活性，有益于身体健康。

三、常见蔬果的营养价值

（一）叶菜类

叶菜主要包括白菜、菠菜、油菜、芹菜等，是胡萝卜素、维生素B$_2$、维生素C、矿物质及膳食纤维的重要来源。绿叶蔬菜和橙色蔬菜营养素含量较为丰富，特别是胡萝卜素的含量较高，维生素B$_2$含量较少。蛋白质含量一般为1%～2%，脂肪含量不足1%，碳水化合物含量为2%～4%，膳食纤维含量约1.5%。

（二）根茎类

根茎类蔬菜主要包括萝卜、胡萝卜、葱、洋葱、蒜、竹笋等。根茎类蔬菜蛋白质含量为1%～2%，脂肪含量0.5%；碳水化合物含量低者在5%左右，高者可达20%以上；膳食纤维的含量约1%。

（三）瓜茄类

瓜茄类蔬菜包括冬瓜、南瓜、丝瓜、黄瓜、茄子、西红柿、辣椒等。瓜茄类蔬菜蛋白质含量为0.4%～1.3%，碳水化合物含量为0.5%～3%，膳食纤维含量在1%左右。胡萝卜素含量以南瓜、西红柿和辣椒中最高，维生素C含量以辣椒、苦瓜中较高。

（四）菌藻类

菌藻类食物包括食用菌类和藻类。食用菌常见的有蘑菇、香菇、银耳、木耳等品种。藻类食物中的无机盐与维生素含量丰富，如海带的钠、钾、铁、硒、铜、碘的含量均丰富，特别以碘含量高最为著称，海带的碘含量在陆生与水生植物中都是最高的。

（五）鲜果类

鲜果主要有苹果、橘子、桃、杏、梨、葡萄、香蕉和菠萝等。新鲜水果蛋白质、脂肪含量均不超过1%，碳水化合物含量为6%～28%。柑橘、杏、鲜枣含胡萝卜素最高，鲜枣、草莓、橙子、柿子含维生素C较高。

（六）坚果类

坚果类包括核桃、榛子、杏仁、松子、腰果、花生等。坚果中蛋白质含量在12%～22%，西瓜子和南瓜子蛋白质含量达30%以上。脂肪含量可达40%，碳水化合物含量多在15%以下。

第四节　肉类的营养价值

一、畜肉类的营养成分及营养价值

（一）畜肉的营养成分

畜肉包括猪、牛、羊等牲畜的肌肉、内脏及其制品，主要提供蛋白质、脂肪、碳水化合物、矿物质和维生素，见表2-2。

表2-2　　　　　　　　　　　　畜肉的营养成分

序号	类别	说明
1	蛋白质	畜肉中的蛋白质含量占10%～20%。其含有充足的人体必需氨基酸，且在种类和比例上接近人体需要，易消化吸收，因此蛋白质的营养价值很高

序号	类别	说明
2	脂肪	畜肉中的脂肪以饱和脂肪酸为主，熔点较高，主要为甘油三酯、卵磷脂（少量）、胆固醇和游离脂肪酸等。动物内脏中的胆固醇含量较多
3	碳水化合物	畜肉中的碳水化合物均以糖原形式存在于肌肉和肝脏中，含量极少。宰后的动物肉尸在保存过程中，由于酶的分解作用糖原含量会逐渐下降
4	矿物质	畜肉中的矿物质含量0.8%～1.2%。其中，钙含量较低，一般为7.9毫克/100克；含铁、磷较多。铁多以血红素铁的形式存在，是膳食铁的良好来源。此外，畜肉类因含硫、磷、氯较多，属于酸食物
5	维生素	所有的畜肉类都含有丰富的维生素B_2、维生素B_6、维生素B_{12}、烟碱酸等，但基本不含维生素C。膳食中的维生素B_{12}只来源于动物性食品

（二）畜肉的营养价值

畜肉的营养价值见表2-3。

表2-3　　　　　　　　　　　畜肉的营养价值

序号	种类	营养成分	营养价值
1	猪肉	肥猪肉中含有90%左右的脂肪，蛋白质含量仅为2%～3%；瘦猪肉中的蛋白质含量平均仅在15%左右；维生素B_1含量较高；100克猪肉脂肪中含有胆固醇107毫克；维生素B_2、尼克酸的含量也较高	（1）心血管病人和老年人不应大量食用猪肉，特别是肥肉 （2）瘦猪肉是铁和锌的膳食来源，其生物利用率较高
2	羊肉	羊肉的脂肪含量介于牛肉和猪肉之间，含短链饱和脂肪酸较多，含B族维生素和铁、锌等矿物质	羊肉适宜趁热食用，在冷食时消化率较低

续表

序号	种类	营养成分	营养价值
3	牛肉	牛肉蛋白质含量较高,而脂肪含量较低;脂肪饱和程度很高;维生素B_2、锌、铁、尼克酸和叶酸含量较高	可为人体补充微量矿物质
4	动物内脏	主要包括肝、肾、心等,其蛋白质含量高;脂肪含量低;各种维生素、矿物质含量比肉中丰富;胆固醇含量比瘦肉中高	(1)肝脏对夜盲症具有良好的疗效,是最佳的补血食品之一,是动物体内的解毒器官 (2)心、肾等内脏的维生素和矿物质含量十分丰富,其营养价值高于瘦肉,但又不及肝脏

二、禽肉类的营养成分及营养价值

(一)禽肉的营养成分

禽肉包括鸡、鸭、鹅、鸽、鹌鹑等的肌肉、内脏及其制品。禽肉的营养成分主要包括脂肪、蛋白质、B族维生素、维生素E、维生素A,以及钾、铁、铜、锌、钙、磷、钠等元素。

(二)禽肉的营养价值

禽肉的营养价值各不相同,以下提供几种主要禽肉的营养成分和营养价值作为参考,见表2-4。

表2-4　　　　　　　　　　禽肉的营养价值

序号	种类	营养成分	营养疗效
1	鸡肉	蛋白质的含量较高;富含脂肪、磷脂、硫胺素、核黄素、尼克酸、维生素A、维生素C、钙、磷、铁等多种成分	(1)有增强体力、强身健体的作用 (2)对营养不良、畏寒怕冷、乏力疲劳、月经不调、贫血、虚弱等有很好的食疗作用 (3)有补中益气、补虚填精、健脾胃、活血脉、强筋骨的价值

续表

序号	种类	营养成分	营养疗效
2	鸭肉	富含蛋白质、B族维生素、维生素E、矿物质、维生素A、钾、铁、铜、锌等元素都较丰富	（1）具有滋阴养胃、利水消肿的作用 （2）适用于骨蒸劳热、小便不利、遗精、女子月经不调等 （3）可减轻潮热、咳嗽等症；对病体虚者或虚劳吐血者均有补益作用 （4）鸭血具有补血、清热解毒的价值
3	鹅肉	高蛋白、低脂肪、低胆固醇的营养健康食品，含有钙、磷、钾、钠等元素	（1）有补阴益气、暖胃生津、祛风湿、防衰老的价值 （2）在2002年，鹅肉作为绿色食品，被联合国粮农组织列为21世纪重点发展的绿色食品之一
4	鸽肉	富含钙、铁、铜等矿物质及维生素B、维生素E等，含有最佳的胆素、丰富的泛酸，含有丰富的软骨素	（1）可帮助人体很好地利用胆固醇，防止动脉硬化 （2）具有防止脱发、白发和未老先衰等价值 （3）可增加皮肤弹性、改善血液循环，可加快伤口愈合 （4）能滋肾益阴；对用脑过度引起的神经衰弱、健忘、失眠都有一定疗效
5	鹌鹑肉	含丰富的磷脂	（1）可防止血栓形成，保护血管壁，防止动脉硬化，具有健脑作用 （2）是老幼病弱者、高血压患者、肥胖症患者的上佳补品

三、水产类的营养成分及营养价值

水产类主要包括食用淡水鱼和海水鱼两大类。食用淡水鱼主要包括鲤鱼、草鱼、鲫鱼、鳜鱼等，海水鱼主要包括黄鱼、带鱼、平鱼等。

（一）鱼肉的营养成分

鱼肉的营养成分主要包括丰富的完全蛋白质，低脂肪，较多的磷、钙、铁等

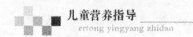

无机盐及维生素A、维生素D、维生素B$_1$，尼克酸、硫磺，较多的水分。

（二）鱼肉的营养价值

鱼肉的种类不同其营养价值也有所不同，以下提供几种主要鱼肉的营养价值作为参考，见表2-5。

表2-5   鱼肉的营养价值

序号	种类	鱼肉的营养价值
1	鲫鱼肉	益气健脾、利水消肿、清热解毒、通络下乳等
2	鲢鱼肉	温中益气、暖胃、润肌肤等
3	鲤鱼肉	健脾开胃、利尿消肿、止咳平喘、安胎通乳、清热解毒等
4	草鱼肉	温胃、平肝祛风等
5	青鱼肉	补气养胃、化湿利水、祛风除烦、抗癌等
6	黑鱼肉	补脾利水、去瘀生新、清热祛风、补肝肾等
7	带鱼肉	暖胃、补虚、泽肤、祛风、杀虫、补五脏等
8	黄鳝肉	补虚损、祛风湿、调节血糖、强筋骨等
9	鳗鱼肉	益气养血、柔筋利骨等
10	泥鳅肉	补中益气、祛除湿邪、解渴醒酒、祛毒除痔、消肿护肝等

第五节　蛋类及其制品的营养价值

一、蛋类的营养成分及营养价值

蛋类即鸡蛋、鸭蛋、鹅蛋和其他禽类的蛋。蛋由蛋壳、蛋清和蛋黄三部分组成，分别占10%、60%、30%。

（一）蛋类的营养成分

蛋类的营养成分主要包括：

（1）蛋白质（主要集中在蛋清中）、脂肪（主要集中在蛋黄中）。

（2）铁、磷及钙等无机盐（主要集中在蛋黄中）。

（3）维生素A、维生素D、维生素B_1和维生素B_2（主要集中在蛋黄中）。

（4）少量的碳水化合物。

 特别提示

　　蛋黄中含有卵磷脂，且含有较高的胆固醇。胆固醇过高者，应谨慎食用；对于胆固醇正常的老年人来说，每天吃2个鸡蛋，其100毫升血液中的胆固醇最高增加2毫克，不会造成血管硬化。但不应吃得太多，这样不利于胃肠的消化，还会增加肝、肾的负担。

（二）蛋类的营养价值

　　禽蛋的种类不同其营养价值也各不相同，以下提供几种主要蛋类的营养成分和营养价值作为参考，见表2-6。

表2-6　　　　　　　　　　蛋类的营养成分和营养价值

序号	种类	营养成分	营养价值
1	鸡蛋	含有蛋白质、脂肪、维生素及无机盐、酶等	（1）鸡蛋中的蛋白质对肝脏组织损伤有修复作用 （2）蛋黄中的卵磷脂可促进肝细胞的再生，还可提高人体血浆蛋白量，增强肌体的代谢功能和免疫功能
2	鸭蛋	含有蛋白质、磷脂、维生素A、维生素B_2、维生素B_1、维生素D、钙、钾、铁、磷等营养物质	（1）有清凉、明目、平肝的作用 （2）可大补虚劳、滋阴养血、润肺美肤

续表

序号	种类	营养成分	营养价值
3	鹅蛋	含有蛋白质、脂肪、铁、磷、钙、核黄素、硫胺素及维生素A、维生素D、维生素E等	（1）可补中益气 （2）有清脑益智的价值，对增强记忆有特效 （3）可防御寒冷气候对人体的侵袭 （4）每天食用不要超过3个，以免损伤内脏
4	鹌鹑蛋	含有丰富蛋白质、脑磷脂、卵磷脂、赖氨酸、胱氨酸、维生素A、维生素B_2、维生素B_1、铁、磷、钙等营养物质	（1）可补气益血、强筋壮骨 （2）是儿童理想滋补食品 （3）有强身健脑、丰肌润肤等功效 （4）对贫血、营养不良、神经衰弱等具有调补作用

二、蛋类制品的营养成分及营养价值

蛋类制品即以鸡蛋、鸭蛋、鹅蛋或其他禽蛋为原料加工制成的食品。

（一）蛋类制品的营养成分

蛋类制品的营养成分主要包括脂肪、蛋白质、矿物质、磷脂、维生素、氨基酸。

（二）蛋类制品的营养价值

蛋类制品的种类不同其营养价值也各不相同，以下提供几种主要蛋类制品的营养价值作为参考，见表2-7。

表2-7　　　　　　　　　　蛋类制品的营养价值

序号	种类	定义	举例	营养价值
1	再制蛋类	以鲜鸭蛋或其他禽蛋为原料，经由纯碱、生石灰、盐或含盐的纯净黄泥、红泥、草木灰等腌制，或用食盐、酒糟及其他配料糟腌等工艺制成的蛋制品	如皮蛋、咸蛋、糟蛋	（1）蛋白质含量明显减少，脂肪含量明显增多 （2）矿物质保存较好，钙的含量还大大提高

续表

序号	种类	定义	举例	营养价值
2	干蛋类	以鲜鸡蛋或其他禽蛋为原料，取其全蛋、蛋白或蛋黄部分，经加工处理（可发酵）、喷粉干燥工艺制成的蛋制品	如巴氏杀菌鸡全蛋粉、鸡蛋黄粉、鸡蛋白片	（3）人体自身不能合成的8种必需氨基酸的含量较高
3	冰蛋类	以鲜鸡蛋或其他禽蛋为原料，取其全蛋、蛋白或蛋黄部分，经加工处理、冷冻工艺制成的蛋制品	如巴氏杀菌冻鸡全蛋、冻鸡蛋黄、冰鸡蛋白	（4）对脑组织和神经组织的发育有重大作用
4	其他类	以禽蛋或上述蛋制品为主要原料，经一定加工工艺制成的其他蛋制品	如蛋黄酱、色拉酱	（5）能保持蛋本身的营养成分，具有各种丰富的口味

第六节　奶类及其制品的营养价值

一、奶类的营养成分及营养价值

奶类即牛奶、羊奶、马奶和水牛奶等。

（一）奶类的营养成分

奶类的营养成分主要包括蛋白质，维生素A，核黄素和钙，乳糖、脂肪、矿物质，水。

（二）奶类的营养价值

奶的种类不同其营养价值也各不相同，以下提供几种主要奶类的营养成分和营养价值作为参考，见表2-8。

表2-8 奶类的营养成分和营养价值

序号	种类	营养成分	营养价值
1	牛奶	富含脂肪、蛋白质、乳糖、矿物质、生理水等成分	（1）具有解热毒、去肝火的价值 （2）能补充夏季人体因大量出汗而损失的水分 （3）对婴儿智力发育起着非常重要的作用，能促进钙的吸收
2	羊奶	富含蛋白质、脂肪、钙、磷、铁、维生素A和维生素B等成分	（1）可提高人体的免疫力，可保护视力，可治疗婴幼儿的口疮，羊奶外敷面部还具有去色斑的美容价值 （2）可修复胃肠道、呼吸道黏膜 （3）睡前饮用，可改善睡眠 （4）具有延缓皮肤衰老、增加皮肤的弹性和光泽的价值 （5）具有预防、减轻支气管炎、胃肠溃疡、老年人骨质疏松等功效
3	马奶	富含蛋白质、脂肪、糖类、磷、钙、钾、钠、维生素A、维生素B_1、维生素B_2、维生素C、尼克酸等多种成分	（1）具有补虚强身、润燥美肤、清热止渴的功效 （2）可提高人体的免疫力 （3）对婴儿智力发育起着非常重要的作用，能促进人体对钙的吸收
4	水牛奶	富含蛋白质、脂肪、乳糖、矿物质、维生素A、铁、钙、磷等多种成分	（1）被认为是最好的补钙、补磷食品之一 （2）对婴儿智力发育起着非常重要的作用，能促进人体对钙的吸收

二、奶制品的营养成分及营养价值

奶制品即以奶类为基本原料加工而成的食品，主要包括鲜奶、奶粉、调制奶粉、奶油、奶酪。

（一）奶制品的营养成分

奶制品的营养成分主要包括维生素A、维生素D、维生素B$_1$、维生素C、叶酸、微量元素、乳糖、蛋白质和水。

（二）奶制品的制作方法和营养价值

奶制品的营养价值各不相同，以下提供几种主要奶制品的制作方法和营养价值作为参考，见表2-9。

表2-9　　　　　　　　　　奶制品的制作方法和营养价值

序号	种类	制作方法	营养价值
1	鲜奶	即鲜牛奶经过过滤、加热杀菌后，分装出售的饮用奶	其营养价值与鲜牛奶差别不大，但市售消毒牛奶常强化维生素D等
2	奶粉	全脂奶粉：即鲜奶消毒后，除去70%～80%的水分，采用喷雾干燥法，将奶粉制成雾状微粒	溶解性好，对蛋白质的性质，奶的色、香、味及其他营养成分影响很小
		脱脂奶粉：即生产工艺同全脂奶粉，但原料奶经过脱脂的过程。由于脱脂使脂溶性维生素损失	此种奶粉适合于腹泻的婴儿及要求少油膳食的患者
		调制奶粉：即以牛奶为基础，按照人乳组成的模式和特点，加以调制而成	各种营养成分的含量、种类、比例接近母乳
3	酸奶	将鲜奶加热消毒后接种嗜酸乳酸菌，在30℃左右环境中培养，经4～6小时发酵制成	（1）营养丰富，容易消化吸收，可刺激胃酸分泌 （2）防止腐败胺类对人体产生不利的影响 （3）适宜消化道功能不良者、婴幼儿和老年人食用
4	奶酪	一种发酵的牛奶制品，其性质与常见的酸牛奶有相似之处，都是通过发酵奶制品过程来制作的	（1）可以保健 （2）奶酪近似固体食物，营养价值更丰富

本章习题：

1. 简述常见谷类食物的营养价值。

2. 概述各种豆类的营养价值。

3. 蔬菜有哪些营养价值？

4. 蔬果中有哪些抗营养因子？

5. 概述蛋类制品的营养成分及营养价值。

6. 简述奶制品的营养成分及营养价值。

第三章

常见食材选购指导

本章学习目标：

1. 掌握常见蔬果的选购标准。

2. 掌握常见畜肉的选购标准。

3. 掌握常见禽肉的选购标准。

4. 掌握常见水产品的选购标准。

5. 掌握谷类、豆制品及植物油的选购标准。

6. 掌握常见调味品的选购标准。

7. 掌握挑选安全健康食材的方法。

第一节　蔬果选购

蔬菜和水果都是人们生活中必不可少的食品，在食品安全问题频发的今天，如果选购不当，不但造成经济损失，而且还可能会危害健康，因此，在选购时要掌握一些必要的常识和技巧。

一、叶类蔬菜

（一）基本要求

叶类蔬菜要色泽鲜亮，切口不变色，叶片挺而不枯黄，无腐叶，质地脆嫩、坚挺。球形叶菜要结实、无老帮。

（二）选购标准

叶类蔬菜选购标准见表3-1。

表3-1　　　　　　　　　　叶类蔬菜选购标准

品名	优质状态	劣质状态
小白菜	梗白色、较嫩较短，叶子淡绿色，整棵菜水分充足、无根	有黄叶、枯萎，虫蛀洞或小虫，腐烂、压伤，散水太多
大白菜	以坚实、无虫、无病，不冻、无损伤，不崩裂、不浸水，不带老帮散叶，削后根长不超过5厘米为佳	有老帮散叶、枯萎、虫蛀洞或小虫，压伤，散水太多，削后根太长
青菜	梗白色或浅绿色、较嫩，叶子深绿色，整棵菜水分充足、无根	有黄叶、枯萎、虫蛀洞或小虫，腐烂、压伤，散水太多
菜秧	梗较细嫩，叶子细长、呈淡绿色，棵小似鸡毛，水分充足	有黄叶、枯萎、小虫、腐烂、压伤、散水太多

续表

品名	优质状态	劣质状态
油菜	梗短粗、呈淡绿色或白色，叶子厚、肥大，主茎无花蕾，水分充足	有黄叶、枯萎、虫蛀洞或小虫，有花蕾、腐烂、压伤，散水太多
韭菜	叶较宽、挺直、呈翠绿色，根部洁白，软嫩且有韭香味，根株均匀，长20厘米以内	有泥土、黄叶或叶上有斑，枯萎、有干尖，腐烂
韭黄	叶肥挺、稍弯曲、色泽淡黄，香味浓郁，长20厘米以内	有泥土、叶黄色、干软，有断裂、腐烂
香芹	别名旱芹，叶翠绿、无主茎、分支少，根细，茎挺直、脆，芹香味浓，水分充足，长约30厘米	有泥土，有黄叶、烂叶、干叶，根粗、分支多，茎老帮、弯曲、空心，有锈斑、黄斑、断裂、腐烂
水芹	叶嫩绿或黄绿，茎、根部呈白色，茎细软、中间空、水分充足，有清香味，长约30厘米	有泥土，有烂叶、黄叶，根茎变黄，有锈斑、黄斑、断裂、腐烂，有杂草
西芹	叶茎宽厚、颜色深绿，新鲜肥嫩、爽口无渣	有黄叶、梗伤、水锈，腐烂、断裂、枯萎
菠菜	颜色碧绿、鲜嫩，叶子大、挺直，根桃红、无主茎且叶柄无红色，棵株适当	有泥土，带穗、抽苔，黄叶、枯叶、干尖，有腐烂、虫眼、断裂
牛菜	颜色鲜艳淡绿，叶子水分充足、脆嫩薄、可竖起，棵株挺直	叶子发黄、有褐色边或褐斑，干软，有烂根、脱叶
窖心菜	叶薄小翠绿，有光泽，棵株挺立，梗细嫩脆，呈淡绿色、易折断，棵株约15厘米	叶子大，有黄叶、烂叶或叶斑，有花蕾、虫洞，腐烂，棵株软，梗粗老，节上有白色的枝头
西洋菜	颜色为淡绿或深绿色，茎细嫩脆、易折断，水分充足，棵株挺直	茎粗老、白色枝头多，有黄叶、烂叶、杂草，棵株软且大
麦菜	叶淡绿、肥厚、嫩脆，无主茎，叶株挺直、水分充足，根部的切面嫩绿色，稍有苦涩味	有黄叶、烂叶、叶斑，有主茎，干软

续表

品名	优质状态	劣质状态
芥菜	叶大而薄、颜色深绿，柄嫩绿脆，无主茎，叶株挺直、水分充足	有黄叶、黄叶边，有虫，干软
苋菜	主要有红、绿两种苋菜，叶为绿色或红色，叶大薄软、有光泽，茎细短、光滑嫩脆，棵株挺直、水分充足	有黄叶或叶背有白点，有虫，枯萎，有子，茎粗老
潺菜	颜色碧绿，叶厚实、有光泽，梗细短、光滑嫩绿，掐之易断	有叶斑或叶子过大，枯萎，有杂质，梗粗老
菜心	颜色碧绿，梗脆嫩，掐之易断，有花蕾或无花蕾，棵株挺直、水分充足	有叶斑、虫洞，枯萎，梗粗老或开花过多等
芥蓝	颜色墨绿、叶短少、有白霜、挺直，梗皮有光泽、呈绿色、粗长，断面为绿白色、湿润	叶枯萎，有花蕾、压伤，断面为黄色、锈色，腐烂或干涩
小葱	叶翠绿、饱满充气、均匀细长，鳞茎洁白、挺直，香味浓郁，长15~30厘米	有黄叶、烂叶、干尖、叶斑，有毛根泥土，枯萎，茎弯曲或浸水过多
花菜	花蕾颜色呈洁白或乳白色、细密紧实不散，球形完整、表面湿润，花梗乳白或淡绿、紧凑，外叶绿色且少，主茎短，断面洁白	花蕾发黄、有黑斑及污点，粗而松，表面发干，有压伤、刀伤、虫害，主茎长
胡葱	叶翠绿、饱满充气、均匀细长，鳞茎洁白、挺直，香味浓郁，长15~30厘米	有黄叶、烂叶、干尖、叶斑，有毛根、泥土，枯萎，茎弯曲或浸水过多
西蓝花	花蕾颜色深绿、细密紧实不散，球形完整，表面有白霜，花梗深绿、紧凑，外叶绿色且少，主茎短	花蕾有烂斑、污点，粗而松，表面发干，有压伤、刀伤、虫害，主茎长
青蒜	叶青翠、薄嫩、挺直，蒜茎洁白，水分充足，外表无水	有黄叶、干尖、烂梢，有根、有泥土
香菜	翠嫩、挺直，根部无泥，香气重、水分充足	有黄叶、腐烂、泥土，发蔫

二、根茎类蔬菜

（一）基本要求

根茎类蔬菜的基本要求为茎部不老化，个体均匀，未发芽、变色。

（二）选购标准

根茎类蔬菜选购标准具体见表3-2。

表3-2　　　　　　　　　根茎类蔬菜选购标准

品名	优质状态	劣质状态
土豆	颜色为淡黄色或奶白色，个大形正、大小整齐，表皮光滑，体硬不软、饱满	发芽，有青斑、萎蔫、腐烂，坑眼多，有毛根、泥土、糙皮
洋葱	鳞片颜色为粉白或紫白色，鳞片肥厚、完整无损、抱合紧密，球茎干度适中，有一定的硬度	腐烂、干枯、过软、裂开、发芽、发乌、有泥土
红薯	颜色为粉红或淡黄色，依品种而定，个大形正、大小整齐，表皮无伤，体硬不软、饱满	腐烂、破皮、坑眼多、畸形、泥土多、发软
生姜	颜色淡黄，表皮完整，姜体硬脆、肥大，有辛香味	干硬，有烂斑、碰伤、毛根、泥土
蒜头	颜色为白色或紫色，蒜皮干燥，蒜瓣结实不散，有硬度	发芽，有散瓣、烂瓣、瘪瓣、虫孔、须根
莴笋	叶茎鲜嫩，皮薄，剥叶后，笋白占笋身3/4以上，直径在5厘米以上，无烂伤，去老根为佳	叶茎萎蔫，皮厚，干硬、有烂伤
胡萝卜	颜色红色或橘黄色，表面光滑、条直匀称、粗壮、硬实不软，肉质甜脆、中心柱细小	表皮皱缩，有刀伤、开裂、体软、有褐斑，肉质薄、发糠，有泥土
青萝卜	颜色青绿、皮薄且较细，肉质紧密、形体完整，水分大，分量重	糠心、裂开，有刀伤、泥土多，局部腐烂

续表

品名	优质状态	劣质状态
白萝卜	颜色洁白光亮，表面光滑、细腻，形体完整、分量重，底部切面洁白，水分大，肉嫩脆、味甜适中	糠心、花心、灰心，断裂，有压伤、虫洞、毛根、糙皮，泥土多，表面有黄斑或褐斑
芋头	颜色为红褐色，表皮粗糙，个体适中，断面肉质洁白，肉中有紫色的点，肉质硬脆，不硬心	有刀伤、根须、疤痕，泥土多，个体过小，水分蒸发，肉硬但不脆
藕	表皮颜色白中微黄，藕节肥大、无叉，水分充足，肉洁白、脆嫩，藕节一般为3~4节	有外伤、断裂、褐色斑、干萎，颜色发黄
茭白	叶颜色青绿、完整，茎粗壮，肉肥厚较嫩，颜色洁白或淡黄，折之易断	茎肉颜色青绿、有斑、较细且空，有刀伤或虫洞
冬笋	笋壳呈淡黄色、有光泽、完整清洁，壳肉紧贴、饱满，肉质洁白较嫩，根小	冰冻、霉烂、风干、有刀伤，壳皮卷曲、离肉、有黑斑，根大、肉老
竹笋	笋壳呈淡黄色、有光泽，笋体粗壮、充实、饱满，笋肉洁白脆嫩、水分多	断裂，有黑斑、烂斑，笋壳干曲，壳肉有空隙，笋根变黑，肉变色
慈姑	外包膜颜色淡黄，顶端尖芽呈淡黄色，形大饱满，洁净，肉乳白细腻	有刀伤、虫洞、裂开、腐烂、冰冻、个小、多泥，顶端尖芽萎蔫

三、瓜果类蔬菜

（一）基本要求

瓜果类蔬菜允许果形有轻微缺点，但不得变形、过熟；表皮不能有严重碰伤、腐坏、变色、虫洞；西红柿应注意表皮没有因相互挤压而导致的破洞。

（二）选购标准

瓜果类蔬菜选购标准具体见表3-3。

表3-3 瓜果类蔬菜选购标准

品名	优质状态	劣质状态
黄瓜	颜色青绿，瓜身细短、条直均匀，瓜把小，顶花带刺，有山霜或光泽，肉脆甜、瓤小子少	颜色黄，皮皱，有大肚或瘦尖、弯曲，有压伤、腐烂、断裂，肉白或有空心
冬瓜	皮青翠、有白霜，肉洁白、厚嫩、紧密，膛小，有一定硬度	较软，有压伤、烂斑，肉有空隙、水分少、发糠
丝瓜	分有棱和无棱两种，皮颜色翠绿、薄嫩、有白霜，条直均匀、细长挺直，易断无弹性，肉洁白软嫩、子小	颜色泛黄、皮粗糙，弯曲不均，有伤疤、烂斑、黄斑，软烂、有弹性，肉松软或空
苦瓜	颜色为淡绿色、有光泽，凸处明显，条直均匀，有一定硬度，瓤黄白、籽小、味苦	腐烂，有压伤、刀伤、磨损，有虫洞、斑点，颜色发黄、甚至发红，瓜身软
毛瓜	颜色翠绿、有光泽，有细绒毛，皮薄嫩，肉洁白、子小，形正，有一定硬度	有压伤、烂斑、凹瘪、黄斑，瓜身软、绒毛倒伏
南瓜	颜色为金黄色或橙红色，瓜形周正，肉金黄、紧密、粉甜，表面硬实	有斑疤、破裂、虫洞、烂斑，软烂，畸形
瓠瓜	颜色为淡绿色、有光泽，表面光滑平整、有白色绒毛，有一定硬度，无弹性，皮薄，肉洁白鲜嫩，瓜形周正	有断裂、划伤，软烂、干皱、畸形，颜色发黄
佛手瓜	颜色为浅绿色，佛手形状，有一定硬度，皮脆硬，肉晶莹透明，瓜形正	表皮擦伤、烂斑、干皱
角瓜	颜色为黄绿色，表皮光滑，有花纹和棱边，皮薄肉嫩、瓤小籽少，有一定硬度，尾蒂有毛刺	表皮粗糙，有烂斑、划伤，软烂
茄子	颜色为紫色，表皮光滑，手感结实有弹性	表皮损伤、起皱，有虫洞、腐坏点
辣椒	有红、绿、白三种颜色，表皮鲜嫩有光泽，带蒂	表皮损伤发黄，蒂枯，有腐坏
西红柿	颜色为红色，表皮光滑，可带蒂、叶	表皮损伤、有洞，失水、软烂、有虫洞、腐坏点

四、豆类蔬菜

（一）基本要求

豆类蔬菜要求色泽鲜绿，豆荚硬实肉厚，荚嫩脆香，不显子粒，无褐斑、虫洞、失水。毛豆要求：豆荚表皮茸毛有光泽，色绿，颗粒饱满。

（二）选购标准

豆类蔬菜选购标准具体见表3-4。

表3-4　　　　　　　　　豆类蔬菜选购标准

品名	优质状态	劣质状态
豇豆	颜色淡绿、有光泽，豆荚细长、均匀、挺直、饱满，有花蒂，有弹性，易折断	虫洞、黄斑、烂斑，粗细不均，豆荚松软、有空，折之不断、筋丝较韧
毛豆	颜色青绿，豆荚表皮茸毛有光泽，豆荚饱满，剥开后豆粒呈淡绿色，完整，有清香	受潮、有虫洞、软烂，颜色发黄发黑，豆粒小而瘪，有异味
青豆粒	颜色青绿单一、有光泽，豆粒大、均匀完整，较嫩	颜色杂，大小不均匀，有碎粒、烂粒、霉粒、杂质
四季豆	颜色为翠绿色，表面有细茸毛，豆荚细长均匀、水分充足、饱满、有韧性、能弯曲，指甲掐后有痕，易折断	有虫洞、斑点、水锈、腐烂、萎蔫，纤维明显、筋丝粗韧、豆荚粗壮、难弯曲
荷兰豆	颜色嫩绿有光泽，豆荚挺直，易折断，筋丝不明显，豆粒小或无	枯萎，颜色为黄绿色，筋丝明显，折之不断
黄豆芽	豆芽挺直，芽身短而粗，根须短，芽色洁白晶莹	发黄、发黑、干燥，豆壳多，有断芽、烂头、烂尾
绿豆芽	豆芽挺直，芽身短而粗，根须短，芽色洁白晶莹	发黄、发黑、干燥，豆壳多，有断芽、烂头、烂尾

五、菇菌类

（一）基本要求

菇菌类蔬菜选购的基本要求是：外形饱满，手感强韧，伞内无腐烂、发霉变色。

（二）选购标准

菇菌类选购标准见表3-5。

表3-5　　　　　　　　　菇菌类蔬菜选购标准

品名	优质状态	劣质状态
香菇	菌盖颜色为褐色、有光泽，菌褶为淡米色或乳白色，菌身完整无损、不湿，菌盖厚大、有弹性，柄短小，香味浓，重量轻	腐烂、破损、潮湿粘手，菌身不完整，颜色暗淡、发黑，味淡或有异味
平菇	菌盖为洁白色，菌身完整、大小均匀，菌盖与柄、菌环相连未展开，根短	发霉、潮湿粘手、水浸、杂质，菌盖边缘裂开、盖柄脱离，颜色发黄、有黄斑
草菇	顶部颜色为鼠灰色，根部为乳白色，蛋或卵圆形、饱满、菌膜未破、湿度适中	潮湿粘手、水浸、腐烂，有异味、杂质多，颜色变黑，菌盖欲开或菇腰凹陷
金针菇	菌盖颜色乳白，菌柄淡黄色，根部淡褐色，菌身细短、挺直	腐烂、潮湿、枯萎、菌盖脱落、柄粗长、颜色发黄

六、水果类

（一）基本要求

对水果类总的感官要求为：果实结实、有弹性汁多、肉甜、味足，手掂重量合理，未失水干缩。柄叶新鲜，果形完整、个体均匀，带本色香味，表皮颜色自然有光泽、无疤痕、无变色或受挤压变形、压伤，无虫眼或虫啃咬过的痕迹，无过熟、腐烂迹象。

（二）选购标准

水果的选购标准具体见表3-6、表3-7。

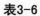
表3-6   普通水果选购标准

品名	优质状态		劣质状态
	外观质量	口感质量	
柑橘类	个匀，果实结实、有弹性，手掂有重量感、果形完整、有色泽，无疤痕、不萎缩、无变色、无受挤压变形，带本色香味	甜、酸甜，汁多，肉嫩，渣少	果皮有疤痕，失水干缩，腐烂霉变
苹果类	个匀，结实、多汁、有光泽，表面光滑、无压伤、疤痕，不干皱，带本色香味	脆甜、酸甜、汁多	腐烂发霉，果皮失水萎缩，有疤痕、损伤、虫洞
梨类	个匀，结实，表面颜色自然、有光泽，无干皱，无压伤，带本色香味，	甜而多汁，酥，渣少	失水干皱，无光泽，果皮变黑，切开心发黑，有冻压伤、虫洞
水蜜桃	果皮粉红、个大形正、均匀整齐，表面有细小的茸毛，带本色香味，果体成熟微软，皮薄易剥	果肉为淡黄色，味甜、多汁，肉柔糯无渣，芳香	有压伤，开裂出水，变软过熟，腐烂、有虫洞
樱桃	果体呈圆珠状，饱满色深、粒大均匀，有晶莹透明之感，带本色香味	皮薄、汁多、果肉软嫩、味甜，小核	有疤痕、萎缩、腐烂、过熟、裂皮、渗水，或有虫及杂质等
杏	果圆形，果皮为深黄色或金黄色、有红晕，表面带茸毛，果体微软、有弹性，带本色香味	果肉柔嫩，味酸甜、无涩味且多汁有杏香	出现腐烂、压伤、疤痕、开裂、过熟、萎蔫变软等情形
瓜类	果形完整、结实，无开裂、压伤	汁多、肉甜、沙、脆、滑、香	有疤痕、压伤，甚至出现黑斑，瓜身变软、腐烂等情形

表3-7　　　　　　　　　　　　热带水果选购标准

品名	优质状态		劣质状态
	外观质量	口感质量	
火龙果	颜色鲜红光亮，体表有较厚的短叶，底部的花萼叶子较长，形状如一团火焰，叶子挺直、呈淡绿色、果体结实、水分充足、无皱纹	果肉乳白，肉中布满芝麻状的黑色种子，肉质脆嫩，口感清淡、微甜，水分充足	腐烂、果蒂腐烂、有压伤、表皮皱纹、叶片发黄、果体变软或无光泽、果肉变半透明状
枇杷	颜色为黄色或橙色、有光泽，表面有茸毛和果粉，个大、均匀、饱满，呈鹅蛋形，有新鲜的果柄，微软、有弹性	成熟度高，皮薄，肉质结实呈深黄色，皮薄、多汁，肉厚细嫩，口味甜中带微酸，核较大	腐烂、萎蔫、过熟，有压伤、瘀伤、表皮发皱、果柄脱落，有青子、僵子、烂伤
芒果	颜色为黄色或黄绿色，表面油滑、有光泽，果体均匀，有香味，手感微软、坚实	果肉为淡黄色，口感甜、香味浓郁、肉质柔滑	有软腐病、蒂腐病、黑斑、压伤、瘀伤、过熟、过生、萎蔫、果皮皱等情形
香蕉	成熟度在八成以上，中间黄色、两端青绿色或全部为黄色，且有梅花点、有光亮，果形长而弯曲、呈月牙形，棱角不明显，果身圆满、有弹性	皮薄、易剥离，果肉呈淡黄色或奶白色，口感甘甜香浓、柔糯不涩，香气浓郁	有腐烂、过熟、过生、裂开、发黑、异味、皮肉粘连、果肉软烂等情形
龙眼	颜色为黄褐色，表面干燥光滑，果体呈小球形、饱满有弹性，带长果枝	果皮薄而韧，果肉晶莹洁白、肥硕多汁、味甜如蜜，充满全果	有腐烂、变黑、爆裂、果汁外溢等情形

续表

品名	优质状态		劣质状态
	外观质量	口感质量	
荔枝	颜色鲜红或浅红色、表面布满龟裂片、有刺或无刺，果体上大下小、呈心形，果粒饱满、有弹性	皮薄，果肉洁白透明，口感细嫩、味甜多汁，有核，有荔枝特有的香味	果皮变褐色、裂开、萎蔫、果汁外溢、过软
红毛丹	颜色鲜红，表皮长有较长的须，须挺直，果体呈圆球状	果肉洁白晶莹、脆嫩，口感清甜、汁液多	萎蔫、须变黑、爆裂、果汁外溢
椰青	纤维质颜色雪白，外观削成圆柱锥形，表面湿润，摇晃时水声清晰	椰汁透明、清淡、略甜、爽口，肉甘香	纤维质发黑、发红、腐烂、裂开、萎蔫、异味
杨桃	颜色翠绿透黄，表面有蜡质、光亮，外观椭圆状，横断面呈五星形，棱间丰满，果体半透明状	皮薄如纸，果肉为白色、晶莹透亮，口感爽脆多汁、清甜微酸	有腐烂、压伤、擦伤、瘀伤、黑斑等情形
黑/红布林	颜色为鲜红或紫红色，或黑色及紫黑色，表面有白霜，圆形或椭圆形，个体均匀整齐，果体微软且有弹性	果肉呈黄色或褐色，皮薄、肉质脆嫩、味道甜美（李子味）。	腐烂、裂开、过熟、萎蔫或表皮起皱、发霉、压伤、瘀伤、味涩
菠萝	果皮厚，有突出果眼呈鳞状，果形椭圆，果肉为黄色	质脆嫩爽甜，纤维少，冠顶叶青绿	通体金黄（已过熟），果肉发软，果眼溢汁，表面发霉
榴莲	果皮长满尖刺，果形完整、饱满	果肉鲜黄，香甜细滑，有成熟果实的特有香气	开裂，有冻伤、黑斑，果肉极软，颜色发白

续表

品名	优质状态		劣质状态
	外观质量	口感质量	
山竹	果实圆形,果皮厚而硬,紫黑色,果顶瓣鲜绿	果肉为白色肉瓣,甜而微酸	果柄干枯、有压伤,过生(青白或粉红)、过硬(用手捏不开,果肉已变质)

第二节 畜禽肉选购

一、畜类

(一)猪肉

1.新鲜猪肉

新鲜猪肉选购标准具体见表3-8。

表3-8 新鲜猪肉选购标准

项目	新鲜	次质
外表	表皮白净、毛少或无毛	有血块、污染,毛多,肉质瘫软
颜色	脂肪洁白有光泽,肉呈鲜红色或玫红色	肉呈暗红色或灰褐色,脂肪呈黄白色,绿色或黑色表示已腐坏
弹性	弹性好,指压后迅速恢复	弹性差,指压后恢复较慢或有明显的痕迹
黏度	表面不粘手	干燥或粘手
气味	正常的肉味	异味

2.冷冻猪肉

冷冻猪肉在解冻后的选购标准具体见表3-9。

表3-9　　　　　　　　　　　冷冻猪肉选购标准

项目	优质	次质	变质
颜色	外表颜色比冷却肉鲜明，在表面切开处为浅玫瑰色至灰色，用手或热刀触之，立即显示鲜红色，脂肪洁白	色稍暗红、缺乏光泽，脂肪微黄，有少量霉点	色暗红、无光泽，脂肪黄色或灰绿色，有白斑、黄斑、绿斑、紫斑，有污血、过多冰衣、白霜
肉质	肉坚硬，像冰一样，敲击有响声，无杂质，无肌肉风干现象，肌腱为白色、石灰色	肉质软化、松弛	肉质松弛
黏度	外表及切面微湿润，不粘手	外表湿润、不粘手，切面有渗出液、不粘手	外表湿润、粘手，切面有渗出液、粘手
气味	化冻时，有正常的肉味，略潮，没有熟肉味	稍有氨味或酸味	有氨味或酸味、臭味

（二）牛肉

1.新鲜牛肉

新鲜牛肉选购标准具体见表3-10。

表3-10　　　　　　　　　　　新鲜牛肉选购标准

项目	新鲜	次质
颜色	颜色暗红、有光泽，脂肪呈洁白或淡黄色	颜色发黑或鲜红、淡红色，表面颜色不一致，脂肪呈黄色
肉质	肉质纤维细腻、紧实，夹有脂肪，肉质微湿	肉质纤维松软粗糙，肉质含水分大甚至滴水
弹性	弹性好，指压后凹陷能立即恢复	弹性差，指压后坚实，凹陷难以恢复

续表

项目	新鲜	次质
黏性	表面微干，有风干膜，不粘手	表面过于干燥、失水，或过湿、无风干膜
气味	有牛肉的膻气	有异味、氨味等

2.冷冻牛肉

冷冻牛肉在解冻后的选购标准具体见表3-11。

表3-11　　　　　　　　冷冻牛肉选购标准

项目	优质	次质	变质
颜色	色红均匀、有光泽、脂肪呈洁白或微黄色	色暗，肉与脂肪缺乏光泽，切面有光泽	肉色暗，肉、脂肪无光，脂肪发污，切面无光泽
肉质	结构紧密坚实、肌肉纤维韧性强	松弛、肌肉纤维有韧性	软化、松弛，肌肉纤维缺乏韧性
黏度	外表风干、有风干膜，或外表湿润、不粘手	外表风干或轻度粘手，切面湿润、不粘手	外表极度干燥、粘手，切面湿润粘手
气味	牛肉的正常气味	稍有氨味或酸味	有氨味或酸味、臭味

（三）羊肉

1.新鲜羊肉

新鲜羊肉的选购标准具体见表3-12。

表3-12　　　　　　　　新鲜羊肉选购标准

项目	新鲜	次质
颜色	颜色呈深红色或淡红色，有光泽，脂肪颜色为洁白或乳白色	颜色发黑或发绿，无光泽，脂肪黄色

续表

项目	新鲜	次质
弹性	弹性好，指压后凹陷能立即恢复，不粘手	弹性差，指压后凹陷难以恢复，表面粘手
肉质	肉质纤维细软，少有脂肪夹杂，有羊肉的膻气	肉质纤维粗硬，脂肪夹杂较多，有异味

2.冰冻羊肉

冰冻羊肉的选购标准具体见表3-13。

表3-13　　　　　　　　　　冰冻羊肉选购标准

项目	优质	次质	变质
颜色	颜色鲜艳，有光泽，脂肪呈白色	肉色稍暗，脂肪稍黄，表面缺乏光泽，切面有光泽	色暗，脂肪微黄，表面切面均无光泽
肉质	结构紧密坚实，肌肉纤维韧性强	松弛，肌肉纤维有韧性	软化、松弛，肌肉纤维缺乏韧性
黏度	外表风干，有风干膜，或外表湿润、不粘手	外表风干或轻度粘手，切面湿润、不粘手	外表极度干燥、粘手，切面湿润粘手
气味	羊肉的正常气味	稍有氨味或酸味	有氨味或酸味、臭味

二、禽肉

（一）新鲜禽肉

新鲜禽肉选购标准具体见表3-14。

表3-14　　　　　　　　　　新鲜禽肉选购标准

项目	新鲜肉	次鲜肉	变质肉
眼球	平坦	多皮缩凹陷，晶体稍混浊	干缩凹陷，晶体混浊

续表

项目	新鲜肉	次鲜肉	变质肉
色泽	皮肤有光泽，因品种不同呈现乳白色或红色、灰色、灰白色等，肌肉切面有光泽	皮肤失去光泽，肌肉切面有光泽	体表无光泽，局部发绿
黏度	外表稍湿润、不粘手	外表干燥或粘手，新切面湿润	外表干燥或粘手，新切面发黏
弹性	指压后凹陷立即恢复	肌肉开始松弛，指压后凹陷立即恢复	肌肉软化，指压后的凹陷不能恢复，有明显痕迹
气味	具有鸡、鸭、鹅固有的正常气味	有轻度不快味	体表和腹腔有不快味或臭味
肉汤	透明澄清，脂肪团聚于表面，具有特有的香味	香味差、无鲜味	有腥臭味

（二）鸡的分割部件

鸡的分割部件选购标准具体见表3-15。

表3-15　　　　　　　　　鸡的分割部件选购标准

序号	类别	标准
1	鸡脚	（1）好的鸡脚颜色呈乳白色，表面有光泽，个较大完整，整齐度好，肉厚，有弹性，无黄皮趾壳，无血污、血水，无残缺，脚趾根上无黑斑，允许有少数红斑，但外观好 （2）质量稍差的鸡脚则颜色发黄，过分水浸，个太小或软烂，有黑色的碱斑
2	鸡胸肉	无残羽，无血水、血污，无残骨，无伤斑、溃烂、炎症，允许有少数红斑

续表

序号	类别	标准
3	鸡翅	（1）优质鸡翅颜色淡黄，有光泽，皮光洁紧缩，肉与皮结合紧密，无异味、无残羽，无伤斑和溃烂，无血水、血污，允许有少数红斑点，允许修剪但最大范围不超过转变关节处 （2）质量稍差的鸡翅则脱皮、瘀血、发皱、有毛、粘手、异味
4	鸡脖	去颈部皮，无羽毛、血污，品质新鲜
5	全腿	（1）优质的全腿颜色淡黄，肉颜色鲜红，有光泽，皮光洁紧缩，肉与皮结合紧密，弹性好，无异味，无残羽、残骨，无血水、血污，无伤斑、溃烂、炎症，允许有少数红斑，外形美观 （2）质量稍差的全腿则会出现脱皮、瘀血、发皱、粘手、颜色发暗、异味等情形
6	鸡肝	外形完整，去胆，无寄生虫、炎症、水疱，无胆汁污染，无血迹
7	鸡胗	（1）新鲜质量好的鸡胗胗皮颜色呈金黄色，肉紫绛色，结构紧密、厚实，有弹性，不粘手，外形完整，无内膜、无脂肪，去食管 （2）质量稍差的鸡胗则颜色呈灰绿色，结构松弛，无弹性，表面粘手，有异味或污物

三、其他附属产品

（一）猪的脏器

猪的脏器选购标准见表3—16。

表3-16　　　　　　　　　　猪的脏器选购标准

序号	类别	优质	次质
1	猪肠	颜色呈乳白色或淡褐色，卷曲有皱褶，质地稍软、清洁，略带坚韧，外形完整，无变质异味，无炎症、溃疡、瘀血、充血、水肿及其他病理现象，无肠头毛圈，无脂肪内容物	颜色呈淡黄色或灰绿色，肠壁发黏或有病变、溃疡、脓肿、寄生虫，有污物

续表

序号	类别	优质	次质
2	猪肚	颜色乳白，组织结实，无异味，外形完整，质地柔软，表面清洁，内壁光滑，无溃疡及其他病变现象，无内容物，无黏膜、脂肪，无瘀血、肠头毛圈	颜色灰绿，结构松烂或硬厚，有硬块、溃疡、红肿、异味，或有污物
3	猪心	颜色鲜红，脂肪呈乳白或红色，结构紧实，形状完整，切开后有血块，有弹性	颜色发暗或红棕色，脂肪灰绿，质地软、无弹性，有异味、肿块或寄生虫
4	猪肝	颜色呈红褐色或棕黄色，有光泽，湿润，略有弹性，组织结实微密，肝叶完整，无脂肪、胆囊、粗输胆管，无寄生虫、炎症、水疱、薄膜，无胆汁污染，微有鱼腥味	颜色呈暗红或褐绿色，软塌、松散、无弹性，易破损，有异味，胆汁流出或有寄生虫
5	猪舌（口条）	品质新鲜，颜色黄白，外形完整，有弹性，无附着的肌肉、舌骨、舌苔、脂肪，无病伤，无异物	颜色暗淡或发绿，结构松软，形状破损，有污物
6	猪脚	品质新鲜，颜色乳白或淡黄，表面光滑无毛，肉弹性好，形状完整，去蹄壳，不带蹄筋，趾间无黑垢，无松香	颜色发黄，有毛或血斑、血块，弹性差，表皮破损
7	猪耳	颜色黄白，表面光滑无毛，形状完整，弹性好，质地硬脆	毛多，有血块，形状破损，质地塌软
8	猪腰	颜色呈淡褐色，有光泽，表面光滑平整，湿润不粘手，结构紧密，略有弹性和尿臊气	

（二）肥牛

（1）优质的肥牛颜色鲜红，脂肪洁白，肉质肥瘦分布均匀、比例合适，切片整齐、碎肉少。

（2）质量稍差的肥牛颜色发黄，肉质肥瘦不均匀，碎肉多，切片解冻或结块，有异味。

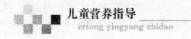

（三）羊肉卷

（1）优质的羊肉卷颜色鲜艳，脂肪洁白，瘦肉比例大，切片整齐，碎肉少。

（2）质量稍差的羊肉卷颜色发暗或微黑，肥肉过多，碎肉多，切片解冻或结块，有异味。

（四）冷藏丸子

（1）新鲜质量好的冷藏丸子颜色均匀，有该种商品特有的颜色，如牛肉丸颜色为深褐色，形状呈圆球形，弹性好，表面湿润不粘手，气味正常。

（2）质量稍差的冷藏丸子颜色深浅不一，形状不规整，弹性差，发散，手感发黏或有腐坏变质的异味。

（五）冷藏香肠

（1）新鲜质量好的冷藏香肠颜色均匀，有该种商品特有的颜色，弹性好，表面湿润、光滑、饱满，不粘手，气味正常。

（2）质量稍差的冷藏香肠颜色深浅不一，形状不规整，弹性差，肉散或皮肉分离，手感发黏或有腐坏变质的异味。

（六）散腊肠

（1）新鲜质量好的散腊肠颜色为深红色夹带白色脂肪，腊肠结实、干燥、完整，表面有光泽、起皱，肉质弹性好，具备腊肠的香味。

（2）质量稍差的散腊肠颜色为淡黄色或黄色，腊肠软湿、易碎、发黏，表面无皱纹、无弹性，有白（灰）色斑点，肠衣与肉分离，有哈喇味或其他异味。

（七）散腊肉

（1）新鲜质量好的散腊肉表皮为金黄色，肉红润、呈紫红色，脂肪发黄、半透明，肥瘦均匀、整齐，肉质柔软有弹性，具有腊肉特有的香味。

（2）质量稍差的散腊肉颜色为深褐色，表面有白点，肉质坚硬、干燥，有哈喇味或其他异味。

第三节　水产品选购

一、活鲜

（一）鱼类

对于鱼类主要是通过感官进行鉴别，具体标准见表3-17。

表3-17　　　　　　　　　鲜鱼感官标准

项目	新鲜鱼	次鲜度鱼	腐败鱼
鳞	有光泽且与身体坚硬地结合，无黏液附着	缺乏光泽，有点脱落，有黏性	无光泽，肉质松弛，有恶臭味，不洁且附满黏液
眼球	眼睑突出紧张，角膜透明	眼球凹陷，眼睑红色，角膜变浊	眼球破坏或脱落
鳃	鲜红色，有鲜鱼味，鳃的褶坚固地紧闭着	鳃的褶容易打开，有些褪色，有不洁灰红色液体，有臭味	明显松弛，有恶心的臭味
闻味	新鲜味	正常，无腐臭味	腐臭味
肉质	坚韧有弹性，与骨密接	柔软，容易与骨脱离	湿润、柔软
鱼体	将鱼水平放在手掌上，没有弯曲现象	骨特别是尾端容易弯曲，腹部胀大、褪色，指压留压痕	明显松弛，有恶心的臭味
投水试验	浸入水中	浮于水面	浮于水面

（二）海鲜

各类海鲜的感官标准见表3-18。

表3-18 各类海鲜感官标准

项目	新鲜	不新鲜
软体类	色泽鲜艳，表皮呈原有色泽，有亮泽，黏液多，体形完整，肌肉柔软而光滑	色泽发红，无光泽，表面发黏，略有臭味
贝壳类	受刺激时贝壳紧闭，两贝壳相碰时发出声响	贝壳易张开，两贝壳相碰时发出空响或破缺
虾类	外壳有光泽、半透明，肉质紧密、有弹性，甲壳紧密裹着虾体，色泽、气味正常	外壳失去光泽、混浊，肉质松软、无弹性，甲壳与虾体分离，从头部起逐渐发红，头脚易脱落，发出臭味
蟹类	（1）蟹壳纹理清楚，动作敏捷，腹部朝上时能迅速翻身 （2）脚爪伸直不下垂，肉质坚实，体垂，气味正常	蟹壳纹理不清，蟹脚下垂并易脱落，体轻发腐臭味
甲鱼（鳖）	表面光滑、有光泽，肌肉丰满、裙边宽厚，行动迅速生猛，腹部朝上时能自动翻身	皮肤腐烂，裙边不全，有白斑、红斑。行动迟缓，脖子红肿，腿侧有针眼，不能自动翻身
乌龟	外壳坚固、边缘整齐，头伸缩自如	皮肤腐烂，有灰色白斑、红眼、外伤

二、冰鲜

（一）冰鲜鱼

冰鲜鱼的选购标准具体见表3-19。

表3-19 冰鲜鱼选购标准

类别	新鲜	不新鲜
肌肉	坚实有弹性，以手指压后凹陷立即消失，肌肉的横断面有光泽，无异味	肌肉松软无弹性，手指压后凹陷不易消失，易与骨刺分离，有霉味及酸味

续表

类别	新鲜	不新鲜
眼睛	眼球饱满明亮、清晰且完整、瞳孔黑、角膜清澈	眼球塌陷，角膜混浊，眼腔被血浸润
鳃	新鲜的鱼鳃呈鲜红色或血红色，鳃丝清晰，黏液透明且无黏泥，无异味	鳃呈褐色至灰白色，附有混浊黏液，且带有酸臭味及陈腐味
体表	体表完整无破损，有透明黏液，鳞片鲜明有光泽，贴附鱼体牢固，不易脱落	体表有黏液污秽，鳞无光泽、易脱落，并有腐败气味
腹部	腹部完整、不膨胀，内脏清晰可辨，无异味	腹部不完整，膨胀破裂或变软凹下，内脏黏液不清，有异味

（二）冰鲜虾

冰鲜虾有固有的颜色，不发白或红，头胸甲与躯干连接紧密，无断头现象，虾身清洁、无污物。

（三）冰鲜软体类

冰鲜软体类的选购标准见表3-20。

表3-20　　　　　　　　　冰鲜软体类选购标准

项目	优质	次质
墨鱼	颜色表皮为白色，肉质洁白，有光泽，有黏液，斑点清晰，形体完整且大，头身连接，结构紧密，弹性好，稍有腥味	颜色发红或色泽模糊，头身分离、断缺，结构松弛、弹性差或肉易烂易裂，有异味
鱿鱼	表皮为白色，肉质颜色洁白，有褐色斑点，有光泽，有黏液，形体完整且大，头身连接，结构紧密，韧性好，稍有腥味	颜色为黄褐色，头身分离、断缺，结构松弛，韧性差或肉瘫软易碎，有异味

续表

项目	优质	次质
银鱼	颜色为乳白色、半透明，有光泽，鱼条挺直、整齐、大而均匀，无杂质、无腥味	颜色为灰白色或黄色、不透明，鱼条小而软烂或掉头断身，有杂质、有异味

三、急冻海产

急冻海产有块冻和独立单冻两种急冻形式。

选购急冻海产时，其标准可参照冰鲜鱼感官鉴别标准，只是质量略次于冰鲜鱼。另外选购时还需注意以下细节。

（1）单冻海产：一般按总重的20%除冰重，但若目测其冰衣较厚，则需解冰求其净重。

（2）块冻海产：由于含冰量大，必须解冻后求其净重。

（3）以袋、盒为单位计算的海产品不需要除冰，但必须查验规格。

四、鱼糜制品

新鲜鱼糜制品选购标准见表3-21。

表3-21　　　　　　　　　　新鲜鱼糜制品选购标准

项目	优质	次质
鱼丸类	颜色为白色或灰白色，表面光滑，大小均匀，肉质松软有韧性，口味新鲜、咸淡适中，无腥味	颜色发暗，大小不均匀，变质、有异味、有异物，粉过多，腥味大
鱼卷类	颜色为淡黄或黄白色，不焦不煳，长短粗细均匀，无回生现象，肉质柔软，口味鲜美、咸淡适中，无腥味	发黏，回生，焦煳，腥味大，有异味，有异物
鱼糕类	颜色新鲜洁白，肉质松软有弹性，切割后不散，刀口平滑、整齐、不碎，口味鲜美、咸淡适中，无腥味	发黏，回生，酸败，容易碎，腥味大，有异物

五、海产干货

虾米应选择干爽、重量轻，且无异味者。乌鱼子宜选深红色、无异味且较干燥的，可在光照下检视有无杂质或发霉，好的乌鱼子应为透明的单一颜色。鲍鱼应选择肉质均匀且没有坑洞或裂纹者。新鲜的干贝颜色接近土黄色，转黑或白都是不新鲜的表现。

第四节　谷类、豆制品及植物油选购

一、谷类

（一）大米

大米的选购方法见表3-22。

表3-22　　　　　　　　　　大米选购方法

序号	选购方法	具体标准
1	看硬度	大米粒硬度是由蛋白质的含量决定的，米的硬度越高，蛋白质含量越高，透明度也越好。一般新米比陈米硬，水分低的米比水分高的米硬，晚籼（粳）米比早籼（粳）米硬
2	看腹白	大米腹部常有一个不透明的白斑，白斑在大米粒中心部分被称为"心白"，在外腹被称为"外白"。腹白部分蛋白质含量较低，含淀粉较多。一般含水过高、收后未经后熟和不够成熟的稻谷，腹白较大
3	看爆腰	爆腰是由于大米在干燥过程中发生急热现象后，米粒内外失去平衡造成的。爆腰米食用时外烂里生，营养价值降低。如果米粒上出现一条或更多条横裂纹，就说明是爆腰米
4	看黄粒	米粒变黄是由于大米中某些营养成分在一定的条件下发生了化学反应，或是大米粒中微生物引起的。这些黄粒米的香味和食味都较差，所以选购时，必须观察黄粒米的多少

序号	选购方法	具体标准
5	看新陈	（1）表面呈灰粉状或有白道沟纹的米是陈米，其量越多则说明大米越陈旧 （2）捧起大米闻一闻气味是否正常，如有发霉的气味说明是陈米 （3）看米粒中是否有虫蚀粒，如果有虫蚀粒和虫尸的也说明是陈米
6	看标签	查看包装上标注的内容。如包装上是否标注产品名称、净含量、生产企业的名称和地址、生产日期和保质期、质量等级、产品标准号等

（二）面粉

面粉的选购可参考以下方法：

（1）应看包装上是否标明厂名、厂址、生产日期、保质期、质量等级、产品标准号等内容。

（2）尽量选用标明不加增白剂的小麦粉。

（3）看包装封口线是否有拆开重复使用的迹象，如果有，则为假冒产品。

（4）要看小麦粉颜色。小麦粉的自然色泽为乳白色或略带微黄色。如果颜色纯白或灰白，则为过量使用增白剂所致。

（三）小米

小米的选购方法见表3-23。

表3-23 小米选购方法

序号	选购方法	具体操作
1	看色	新鲜小米色泽均匀，呈现出金黄色，而且富有光泽；陈年小米或染色后的小米，其颜色深黄或土黄色，且颜色发涩，缺乏光泽
2	闻味	新鲜小米有一股纯正的米香；陈年小米米香则很淡，如果是染色后的小米，能闻到色素的气味，如用的是姜黄素，就有姜黄味
3	手摸	新鲜小米用手摸或抓一把，手上会留下淡黄色的米糠；染色后的小米则不会有米糠，还可能会有些掉色，可以仔细地看看手掌

二、豆制品

豆制品选购可参考以下方法：

(1) 最好到有冷藏设备的副食商场、超级市场选购。

(2) 真空袋装豆制品原则上要比散装的豆制品卫生，保质期长，携带方便。

(3) 要查看袋装豆制品是否标签齐全，选购生产日期最近的豆制品。

(4) 注意袋子真空要抽得彻底，包装还需完整。

相关知识：

如何鉴别劣质豆制品

豆制品的感官鉴别，主要是观察其色泽、组织状态，嗅闻其气味，品尝其滋味。在鉴别劣质豆制品时，主要注意以下几点：

(1) 豆腐。颜色为淡黄或白色；边角完整，不凹凸；口感细嫩，软硬适宜；醇香无杂质，无异味。

(2) 豆腐皮。微黄均匀，片状，表面细腻，薄厚均匀；有弹性，不发黏，无杂质。

(3) 油豆腐。表面为金黄或棕黄色，皮脆、内暗黄，酥松可口。

(4) 腐竹。一级品：色泽黄、油亮，干燥筋韧，无碎块；二级品：颜色较一级品灰黄，干燥，无碎块；三级品：灰黄色较重，无光泽，易碎，筋韧性差。

(5) 红腐乳。表面为红色或枣红色，内为杏黄色；有发酵食品特有的香气；滋味鲜美，咸淡适口；无酸、涩、腥、霉和腐臭味；块形均匀；质地细腻，无杂质。

(6) 白腐乳。表面乳黄，如果加了辣椒酱，仍依稀可见乳白色，带浓厚酒香。

(7) 青腐乳。颜色为青白，气味独特，块形整齐，质地细腻。

(8) 大豆酱。颜色为红褐色，有光泽，带酱香味、脂香味，咸淡可口。

(9) 面筋。外表为弹性圆球状，内部呈蜂窝状，不粘手，无酸味。

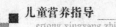
三、植物油

一般来说，植物油的选购可依照以下方法：

（一）看标志

查看生产日期、保质期、有无合格证、有无QS（质量安全）认证标志、是否标明等级、生产厂家、加工工艺等。

（二）嗅气味

鉴别油脂的气味，一般是在20℃的温度下，将油脂滴在手掌上，摩擦发热可嗅出气味。氧化和酸败的油脂可明显嗅到哈喇味。

（三）尝滋味

油脂的滋味一般直接用舌舔尝，氧化和酸败的油脂带有辛辣刺激味，严重酸败的油脂带有恶臭味。

（四）辨颜色

一般同种油脂的色泽越浅，品质越纯，质量越好。冷榨的油脂颜色较浅，热榨、预榨浸出的油脂颜色较深。

 特别提示

一般来说，各种植物油根据原料不同，在感官上各具不同特点：
（1）豆油外观呈黄色，具有豆油特有的豆香味。
（2）葵花籽油呈淡黄色，香味浓郁。
（3）花生油呈浅黄色，具有花生特有的香气。
（4）芝麻油色较深，呈棕红色，香味持久。
（5）玉米油为淡黄色，有微甜的果仁味。

（五）看黏度

植物油脂的黏度是指油脂的黏稠程度。由于高温加热，油脂发生氧化聚合，油脂的黏度逐渐增高，其高低程度可作为衡量烹饪油劣变的指标。

（六）看透明度

品质优良的植物油脂在室温下应无絮状悬浮物，呈完全透明状。但如果植物油脂中含有高熔点物质（如蜡、蛋白质等）或含有水分、磷脂及杂质，或精炼油中残留有肥皂等，则油脂透明度下降，室温下呈微浊或浊状。

（七）看水分、杂质

植物油脂经过精炼后，水分、杂质的含量要求为：一、二级油都不超过0.05%。如果含有0.3%左右的水分，即可使油脂变色、混浊，甚至酸败变质。

（八）看油烟

油脂经过精炼工序后，除去了水分、磷脂等杂质，精炼程度越高，加热后油烟越小。

第五节　调味品选购

选择调味品时应尽量购买品牌商品，质量会相对更有保证。

一、食盐

（一）优质食盐

优质食盐颜色洁白，结晶整齐一致，坚硬光滑，透明或半透明；不结块，无反卤吸潮现象，无杂质、无气味，具有纯正的咸味。

（二）次质食盐

次质食盐呈灰白色或淡黄色，晶粒大小不均匀，光泽暗淡，有易碎的结块，无气味或夹杂轻微的异味，有轻微的苦味。

（三）劣质食盐

劣质食盐呈暗灰色或黄褐色，有结块和反卤吸潮现象，有外来杂质，有异臭或其他外来异味，有苦味、涩味或其他异味。

二、酱油

选购酱油时，可参考如图3-1所示的方法。

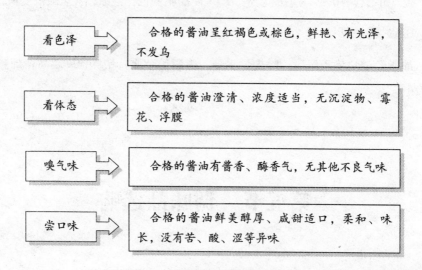

图3-1 酱油的选购方法

三、食醋

（一）优质食醋

优质食醋呈琥珀色或红棕色，具有食醋特有的酸气，无其他不良气味，酸味柔和，稍有甜口，不涩，无其他异味，体态澄清、浓度适当，无悬浮物、沉淀物，无霉花、浮膜等。

（二）次质食醋

次质食醋有异味或滋味清淡，体态混浊，有悬浮物。

四、姜粉

（一）纯姜粉

纯姜粉外观呈淡黄色，颗粒较大，纤维较多，气味芳香而有辛辣味，品尝后舌尖有麻辣感。

（二）掺假姜粉

掺假姜粉多呈黄褐色，纤维少，颗粒较小，手研磨有硬粮食颗粒的感觉，嗅味微有辣味，品尝时舌尖微有麻辣感。存放时间较长的掺假姜粉会发霉结块，有霉变气味。

五、味精

（一）合格品

合格的味精有以下特征：

（1）晶状味精颗粒细长，半透明，洁白如霜。

（2）粉状味精呈乳白色、光泽好呈细尖状。

（3）味道鲜美，有股鱼鲜味，舌尖有冰凉感。

（二）不合格品

不合格的味精有以下特征：

（1）不合格晶状味精如果掺入石膏，则会呈赤白色、不透明、无光泽，颗粒大小不均匀；如果掺有食盐，则会呈灰白色、有光泽、颗粒小，呈方形。

（2）不合格的粉状味精与合格的形态不同，则是掺假味精。

（3）如果掺入石膏、淀粉，则味道淡，舌头有冷滑感，呈糊状，难溶化；如掺糖则有甜味；如掺盐则有咸苦味。

第六节　挑选安全健康食材

一、选购食品走出"新鲜"误区

（一）新茶

最新鲜的茶叶其营养成分不一定最好。因为新茶是指采摘下来不足一个月的茶叶，这些茶叶因为没有经过一段时间的放置，有些对身体有不良影响的物质。如果长时间喝新茶，有可能出现腹泻、腹胀等不舒服的反应。

特别提示

患有胃酸缺乏的人或者患有慢性胃溃疡的老年人，更不适宜饮用太新鲜的茶叶泡的茶。新茶会刺激胃黏膜，产生肠胃不适，甚至会加重病情。

（二）新鲜蔬菜

美国缅因州大学的食品学教授洛德·勃什维尔发现：西红柿、马铃薯和菜花经过一周的存放后，所含有的维生素C有所下降；而甘蓝、甜瓜、青椒和菠菜存放一周后，其维生素C的含量基本无变化。经过冷藏保存的卷心菜甚至比新鲜卷心菜含有更丰富的维生素C。

特别提示

为防治病虫害，农民经常对蔬菜喷洒各种农药，有时甚至在采摘的前一两天还往蔬菜上喷洒农药。因此，对新鲜蔬菜最好略作存放，使残留的有害物质逐渐分解后再吃，对于那些容易衰败的蔬菜应多清洗几次。

（三）新鲜野菜

许多餐厅都推出各种新鲜野菜，也得到顾客青睐。但是，现在不少天然野菜生长在垃圾堆或者被污染的河道附近，很难清洗干净。如果食用了有污染的野菜，反而对身体有害。

（四）鲜黄花菜

鲜黄花菜含有秋水仙碱，秋水仙碱本身是无毒的，但进入人体后被氧化成氧化二秋水仙碱，则会对肠胃及呼吸系统产生强烈的刺激，表现为嗓子发干、恶心、呕吐、腹痛、腹泻、胃有烧灼感，严重的可产生血便、血尿或尿闭等症状。平常食用的干黄花菜不含有秋水仙碱毒素，因此无毒。

（五）鲜木耳

鲜木耳中含有一种感光物质，人食用后，会随血液循环分布到人体表皮细胞中，受太阳照射后，会引发日光性皮炎。这种有毒光感物质还易被咽喉黏膜吸收，导致咽喉水肿。

二、挑选真正安全食品

（一）拒绝"染"出来的食品

1.生姜

（1）"毒生姜"一般要先洗后熏。熏过的生姜不仅干净，而且颜色浅，水嫩嫩的，发亮，皮薄，轻轻一搓就掉了。

（2）正常的生姜则颜色发暗、发干。

2.豆芽

用尿素等违法添加剂泡发的豆芽，一般又短又粗、没有根须。由于水分含量大，看上去非常饱满、亮晶晶的。用清水泡发的豆芽一般是细长、有根须的，颜色发暗，芽胚发乌，水分含量较低。

3.芝麻

（1）染过色的黑芝麻又黑又亮、一尘不染；没染色的颜色深浅不一，还掺有个别的白芝麻。

（2）没染色的黑芝麻有股芝麻的香味，染过色的黑芝麻不仅不香，还可能有股墨臭味。

（3）将黑芝麻用餐巾纸蘸点水一搓，如果纸马上变黑了，肯定是染色芝麻，正常芝麻不会掉色。

（二）发现"变脸"食物

1.牛肉

最好不要到小摊贩、农贸市场买牛肉，大超市的牛肉进货渠道稳定，比较有保障。

特别提示

    "牛肉膏"不是不能用，按规定限量用在牛肉上可以，但用于将猪肉变成牛肉，则属于典型的欺诈行为。

买肉时要看横切面，一般猪肉的纤维又细又松，牛肉的纤维又粗又紧；猪肉脂肪含量高，牛肉的脂肪比较少。

2.食醋

一般来说，老陈醋的颜色深、发黑；米醋的颜色淡、呈棕色；"化学醋"的颜色更淡，而且味道非常酸。

（三）辨别黑心"有毒"食品

生鲜鱼的眼睛应该是清澈而且稍微凸起的，鳃鲜红，没有污垢，鱼身和鱼肉应该有韧性、有光泽。

1.刀鱼

如果刀鱼外表刷了银粉，会有刺鼻的油味。刀鱼的皮非常薄，用手轻轻一抹，就能粘下来。而刷了银粉的死刀鱼，往往变质后皮已经掉了，这层银粉是不管怎么抹都抹不下来的。

2．黄花鱼

用餐巾纸一擦，如果纸发黄，则肯定是染过色的黄花鱼。

相关知识：

怎样辨别污染鱼

含有各种化学毒物的工业废水大量排入江河湖海，使生活在这些水域里的鱼类发生中毒，多种化学毒物长期汇集在鱼鳃、肌肉和脂肪里，致使鱼体带毒。人如果吃了这些有毒的鱼，也将会中毒，甚至致畸、致癌。

因此，到市场选购鱼时，要特别注意鉴别。方法有：

1.看鱼形

污染严重的鱼，形态不整齐，头大、尾小、脊椎弯曲，甚至出现畸形，还有的皮肤发黄，尾部发青。

2.看鱼眼

带毒的鱼眼睛混浊，失去正常的光泽，有的甚至向外鼓出。

3.看鱼鳃

鳃是鱼的呼吸器官，相当于人的肺，大量的毒物可能蓄积在这里。有毒的鱼鳃不光滑，较粗糙，呈暗红色。

4.闻鱼味

正常的鱼有明显的腥味，污染了的鱼则气味异常。根据各种毒物的不同，会散发出大蒜气味、氨味、煤油味、火药味等不正常的气味，含酚量高的鱼鳃还可能被点燃。

三、绿色食品选购

（一）绿色食品的定义

绿色食品是无污染、无公害、安全营养型食品的统称，而并非指绿颜色的食品。绿色食品同人类生命质量息息相关，而"绿色"正是生命和生存环境充满活力的象征，所以将此类食品定名为"绿色食品"。

绿色食品分为A级绿色食品和AA级绿色食品。A级绿色食品是限量使用限定的化学合成生产资料。AA级绿色食品是在生产过程中不使用化学合成的肥料、农

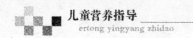
药、兽药、饲料添加剂、食品添加剂及其他有害于环境和身体健康的物质。

 特别提示

　　一些不法商家开始在包装或宣传上打起了绿色食品的"擦边球"，企图以此蒙蔽误导消费者，非法牟利。"纯天然"并不代表"绿色"，也不代表"绝对安全"，看到商品外包装上有"纯天然"商标时，要多个心眼。

（二）绿色食品的选购

选购绿色食品时要学会"五看"，具体见表3-24。

表3-24　　　　　　　　　　绿色食品的选购

序号	类别	说明
1	级标	A级和AA级同属绿色食品，除这两个级别的标志外，其他均为冒牌货
2	标志	绿色食品的标志和标袋上印有"经中国绿色食品发展中心许可使用绿色食品标志"字样
3	标志上标准字体的颜色	（1）A级绿色食品的标志与标准字体为白色，底色为绿色，防伪标签底色也是绿色，标志编号以单数结尾 （2）AA级绿色食品使用的绿色标志与标准字体为绿色，底色为白色，防伪标签底色为蓝色，标志编号的结尾是双数
4	防伪标志	绿色食品都有防伪标志，在荧光下能显现该产品的标准文号和绿色食品发展中心负责人的签名
5	标签	（1）绿色食品的标签符合国家食品标签通用标准，如食品名称、厂名、批号、生产日期、保质期等 （2）检验绿色食品标志是否有效，除了看标志自身是否在有效期外，还可以进入绿色食品网查询标志真伪

本章习题：

1. 如何挑选到更好的蔬果？

2. 畜肉的选购标准是什么？

3. 禽肉的选购标准是什么？

4. 如何挑选谷类、豆制品及植物油？

5. 怎样才能挑选到好的调味品？

6. 选购食品要走出哪些新鲜误区？

7. 简述如何挑选真正安全的食品。

第四章

合理烹调减少营养流失

 本章学习目标:

1. 了解蔬菜初步加工基本方法。

2. 了解干货涨发加工基本方法。

3. 了解冷菜常用烹调方法。

4. 了解热菜常用烹调方法。

5. 掌握烹调过程中保护营养素的方法。

第一节　厨具选择与营养健康

　　家庭使用的传统食品容器大多为竹木、金属、玻璃、搪瓷和陶瓷等。现代化的电器和厨具则包括电冰箱、电炒勺、微波炉等，如果使用不科学，将对人体造成极大的危害。

一、镀锌容器

　　镀锌容器不能盛放食品，尤其是酸性食品，如饮料等，因为这样会使锌溶于饮料，人食用后易发生中毒。

二、铅锡合金容器

　　铅锡合金容器不能用来盛酒，那样会加大酒中的铅含量，易导致铜铅中毒。

三、塑料容器

　　塑料容器不宜盛放食品。有些塑料制品中含有聚氯乙烯，它对人体有害。塑料容器用来盛食用油，会使食用油出现腊味。

四、陶瓷容器

　　陶瓷容器含有较多的铅，若用于盛酸醋、果汁、酒等酸性食品，可导致中毒，危害人体健康。

五、金属器皿

　　金属器皿不能存放蜂蜜，否则蜂蜜的营养成分就会遭到破坏，服用后易发生恶心、呕吐等中毒症状。因为蜂蜜中的有机酸和碳水化合物在酶的作用下，部分转变成了乙酸，乙酸会使镀锌的铁皮腐蚀脱落，增加蜂蜜中锌、铁等重金属含量，使蜂蜜变质。蜂蜜应用玻璃、木桶等容器存放。

六、铜器皿

铜器皿不能存放酸性饮料。因为铜会与饮料中的二氧化碳作用产生碱式碳酸铜，与柠檬酸作用产生有毒的柠檬酸铜。饮用被铜污染过的饮料，味觉有苦涩感，舌苔变黑，同时伴有恶心、呕吐等消化不良的症状，会危害健康。

七、不锈钢容器

盐、酱油、菜汤、醋等不宜存放在不锈钢容器中。因为这些食物中含有多种电解质，长期盛放时，会与不锈钢起电化学反应，使不锈钢中有毒微量元素被溶解出来。长此以往，有毒物质在体内慢慢积蓄，会损害健康。

不要用不锈钢锅熬中药，因为中药含有多种生物碱、有机酸等成分，特别是在加热条件下，易与不锈钢发生化学反应而使药物失效甚至生成某些有毒的化合物。

不要用强碱性或强氧化性的化学药剂，如苏打、漂白粉、次氯酸钠等洗涤不锈钢容器。因为这些物质都是强电解质，同样会与不锈钢起电化学反应。

八、热水瓶

热水瓶不宜装饮料。盛开水的热水瓶内壁会积一层水垢，水垢主要成分是碳酸钙、碳酸镁，这些重金属盐遇到饮料中的二氧化碳及水时，会加速溶解，污染饮料，饮用后易引起慢性中毒。保温杯、旅行壶等装开水的器皿也不能用来装酒及酸性饮料。

九、铝制容器

铝制容器不宜久放饭菜。如果在铝制容器里长期存放咸的菜或汤类食物，不仅会损坏铝制品，而且汤菜里会溶进较多铝分子。这些铝分子会和食物中的一些成分发生化学变化，生成铝的化合物。长期吃含有大量铝和铝化合物的食物，会破坏人体中正常钙、磷比例，影响人骨骼、牙齿的生长发育和新陈代谢，同时还会影响某些消化酶的活性，使胃的消化能力减弱。因此，铝制容器不宜久放饭菜。

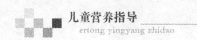

铝制容器不能久存面粉，这样会腐蚀容器表面。因为面粉中淀粉发酵后形成的有机酸对铝有腐蚀作用，所以盛放在铝制容器中的面粉很容易霉烂变质。

第二节　烹饪原料初步加工及对营养素的影响

一、蔬菜

（一）蔬菜初步加工基本方法

蔬菜初步加工基本方法见表4-1。

表4-1　　　　　　　　　蔬菜初步加工基本方法

步骤	动作名称	具体操作
1	浸洗	把蔬菜放在水中浸泡
2	剪择	用剪刀剪或用手择，去掉废料，再把蔬菜加工成适合烹调的形状
3	刮削	用刀或瓜刨去除蔬菜的粗皮或根须
4	剔挖	用尖刀清除蔬菜凹陷处的污物，掏挖瓜瓤
5	切改	用刀把蔬菜净料切成菜品需要的形状
6	刨磨	用专用的和特种的刨具、磨具把蔬菜刨成丝、条、片或磨成蓉状，如姜蓉。也可以用粉碎机加工成蓉状

（二）蔬菜初步加工对营养素的影响

如果提前把蔬菜修剪切配好，而不立即烹调，蔬菜中饱含矿物质、水溶性维生素的汁液就会渗出流失。

加工好的蔬菜如果没有妥善保存，蔬菜里的营养素还会因为氧化而被破坏。

如果蔬菜在修剪、切开或去皮后洗涤或浸泡，里面的汁液就会大量溶在水中，矿物质、水溶性维生素等营养素也就非常容易地溶解在水里，造成流失。

二、水产品

（一）宰杀鱼的基本方法

（1）放血。使鱼肉质洁、无血污、无腥味。

（2）打鳞。用鱼鳞刨刀从鱼尾部向头部刨出或刮出鱼鳞。

（3）去鳃。鱼鳃既腥又脏，必须去除。

（4）去内脏。

（5）洗涤整理。去内脏后，继续刮净黑腹膜等污物，整理外形，用清水冲洗干净。

（二）水产品宰杀加工对营养素的影响

（1）用大量的水或长时间的洗涤、冲洗都会造成水溶性营养素的流失。

（2）水产品含有丰富蛋白质。水产品在加工好以后如果没有及时妥善保存，在腐败微生物的继续作用下，蛋白质的营养作用也会完全丧失。

三、干货涨发

（一）干货涨发加工基本方法

1. 水发

水发是把干货原料放到水中进行涨发，见表4-2。

表4-2　　　　　　　　　　　水发类别

序号	名称	说明
1	冷水发	把干货原料放入清水中让其自然吸水回软
2	热水发	将冷水浸发后的干货原料用热水涨发回软。根据热水的用法不同，热水发又分为泡发、焗发、煲发和蒸发4种
3	碱水发	干货原料先用清水浸软后，再放进食用纯碱液或枧水中浸泡，使其去韧回软，再用清水漂净碱味

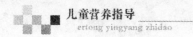

2.油发

油发又称为炸发，就是用油将干货原料炸透，使其达到膨胀、疏松、香脆的状态，然后再用水浸发，令干货原料变得松软香滑。油发适用于涨发鱼肚、蹄筋、海参等。

3.盐发和沙发

盐发和沙发是利用粗盐或沙粒高温来涨发原料，将如鱼肚、蹄筋、猪皮等干货原料膨胀发大，达到疏松质地的目的。

（二）干货涨发加工对营养素影响

长时间浸泡会使大量的水溶性营养素流失，降低蛋白质的营养价值，油发使大量的脂溶性营养素流失。

第三节　常用烹调方法

一、冷菜

（一）拌

拌是将可以直接食用的或经过加热成熟的原料改刀后，加上调味品拌匀的一种烹调方法。拌主要适用于新鲜质嫩的原料，其形状也以丝、片、条、块为主，如拌肚丝、肉丝拉皮、鸡丝拌冻粉等。

（二）炝

炝是将原料初步热处理后，加入调料和热花椒油拌匀的一种烹调方法。

（三）卤

卤是将原料放入调好的汁中煮熟后，再用原汁浸渍入味的一种烹调方法。卤的原料大多是家禽、家畜的肉和内脏等，如卤肝、盐卤鸡等。

（四）酱

酱是将加工整理的原料放入卤汁中用小火加热至原料酥烂时即好的一种烹调

方法。酱与卤相似，所以有的地方卤酱不分或说法不一。

（五）白煮

白煮是将原料放入水锅或白汤锅中煮熟，蘸着调料食用的一种烹调方法。白煮适用于新鲜质嫩、味美的原料。一般用于鸡、白肉、鸭及其他鲜嫩动物性原料的烹调，如白斩鸡、蒜泥白肉等。

（六）酥

酥是将原料放入以醋和糖为主要调料的汁中，用慢火长时间加热使原料骨酥味浓的一种烹调方法。

（七）冻

冻是将富含胶质的原料放入水锅中加热，使其胶质溶于水中后再进行调味，经冷却形成凝胶体再食用的一种烹调方法。

二、热菜

（一）炸

炸是将原料改刀腌制后，挂糊或不挂糊，用热油或温油使之成熟的一种烹调方法。

（二）烹

烹是将原料改刀挂糊（也有不挂糊的）后，用油炸好倒入清汁颠翻出勺的一种烹调方法。烹是炸的延伸，与炸的区别就是多一个烹汁的过程，即调味的过程。

（三）熘

熘是将原料改刀后，挂糊或上浆，用油加热成熟，再倒入兑好的混汁搅拌的一种烹调方法。熘与烹的区别在于调味汁上，烹使用清汁不带芡，而熘是使用混汁，而且汁相对较多。

（四）爆

爆是将原料改刀后，用急火热油使之成熟，再进行调味的一种烹调方法。爆

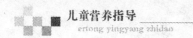
是一种急火速成的菜肴，所以，一般都使用调味粉汁进行调味及勾芡。

（五）煎

煎是将原料改刀后腌制，然后锅内放入适量的油，将原料放入直接加热制熟的一种烹调方法。

（六）贴

贴是将两种或两种以上的原料改刀后，挂上糊粘合在一起，下锅内只煎一面至熟的一种烹调方法。

（七）塌

塌是将原料改刀后挂蛋液，用油煎至两面金黄时，再加入汤汁及调料，用小火收尽汁即好的一种烹调方法。

（八）炒

炒是最常见的烹调方法之一，就是将改刀后的原料放入锅内加热并不断翻动使其成熟的一种烹调方法。炒适用于烹调形小、质嫩的原料。

（九）熬

熬是将勺内加底油烧热，用葱姜炝锅，再放入原料煸炒后添汤加调料制熟的一种烹调方法。熬是以水为传热介质的一种烹调方法，并有较强的区域性。

（十）汆

汆是将改刀后的原料放入沸汤中烫熟，带汤一起食用的一种烹调方法。汆适用于质地脆嫩、无骨形小的原料，是制作汤菜常用的方法之一，如汆丸子、三鲜飞龙汤、萝卜丝汆鲫鱼等。

（十一）煨

煨是将经过炸、煎、煸炒或水煮后的原料放入陶器皿中加调料及汤汁，用旺火烧开，小火长时间加热成熟的一种烹调方法。

（十二）烩

烩是将质嫩形小的原料放入汤汁中加热成熟后，用淀粉勾成米汤芡的一种烹调方法。

（十三）炖

炖是将原料改刀后，放入汤锅中加入调料，先用旺火烧开后改小火烧至原料酥烂时即好的一种烹调方法。

（十四）涮

涮是用火锅将汤烧沸，把形小质嫩的原料放入汤内烫熟，随即蘸着调料食用的一种烹调方法。

（十五）扒

扒是将初步熟处理的原料改刀造型后放入勺内，加入调配料，用小火烧透入味，勾芡后大翻勺装盘的一种烹调方法。

（十六）烧

烧是将经过热处理的原料，加入调料和汤汁，用旺火烧开，转中火烧透入味，再用旺火收浓卤汁或用淀粉勾芡的一种烹调方法。

（十七）焖

焖是将经过初步熟处理的原料，加上调料和汤汁，用旺火烧开后再用小火长时间加热使原料酥烂的一种烹调方法。

（十八）蒸

蒸是将原料改刀后，加上调配料装在容器内上屉利用蒸汽加热成熟的一种烹调方法。蒸一般选用新鲜味美、质嫩的鸡、鱼、肉等原料。

（十九）挂浆（拔丝）

挂浆是将原料改刀后挂糊或不挂糊，用油炸熟，趁热挂上熬好的糖浆的一种烹调方法。挂浆的原料是否挂糊，要根据原料的性质而定，一般含水分较多的水果类原料多需要挂糊，而质地细密的根茎类（含淀粉多的）原料则多数不挂糊。

（二十）挂霜

挂霜是将原料炸熟后沾上白糖的一种烹调方法。用此法烹制的菜肴可根据原料的性质作为冷菜食用。

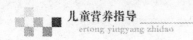

（二十一）蜜汁

蜜汁是将原料放入白糖和水兑好的汁中，用小火将汁收浓后加入蜂蜜（也可不加）即好的一种烹调方法。蜜汁是一种带汁的甜菜，因其汁的浓度、色泽、味道（甜）均像蜂蜜而得名。

三、选择合适的烹调方式

（一）烹调搭配

烹调搭配可以通过互补作用提高营养素保存率与生物学价值。如不同食品中蛋白质氨基酸组成不同，不同菜肴的烹调搭配既可补充单一菜肴营养素的不足，又可保护蔬菜中营养素不受破坏。如青椒炒肉，肉中所含的谷光甘肽的硫氢基，可保护青椒中的维生素C不受损坏。

（二）加工方法

（1）食品所含的蛋白质、脂肪、糖、维生素B_1、维生素B_2等营养素的保存率依热加工方式，蒸、煮、烙、烤、油煎、油炸顺序由高至低。

（2）禽、鱼类的热加工，以炒最好，蒸、煮次之，烤、炸更次之。

（3）蔬菜的烹调以炒为好，大火急炒、加油。

（三）调料使用

香、辛调料可以促进食欲，增进消化液的分泌和胃肠蠕动，从而能促进营养素消化和吸收。但注意不可过量，过量会增加人体器官功能的负担，给人体带来危害。如人体长时间摄入过量糖、盐易引起各种疾病。

第四节　烹调中营养素的保护

无论采用哪种烹调方法加工食品，都会使食品中所含的营养素受到一定的损失。要做到减少营养素的损失，并掌握加工后营养素发生的变化，必须了解烹调对营养素的影响。

一、烹调对营养素的影响

（一）蛋白质

当蛋白质被加热时，它会凝结并收缩。如果烹调时间较长，还会破坏食品的外形，如炒蛋，引起某种维生素变质。食物受热时，食物中所含不同蛋白质在不同温度下凝结；温度继续升高，蛋白质发生收缩，这个现象在烤肉时尤为明显。烹调适宜的蛋白质是最易消化的。

（二）碳水化合物

淀粉如果没有煮透，人体就不可能消化它，如未烤熟的面包或饼。在烹调时，淀粉颗粒膨胀、爆裂，才可被消化，这一过程称为淀粉胶状化。在淀粉与水或牛奶一起加热时，淀粉颗粒膨胀并吸收水或牛奶，此过程即淀粉胶状化过程。

（三）脂肪

脂肪的营养价值不受烹调影响。在烹调过程中，当脂肪融化时，一定量的脂肪会从食物中流失，如烤肉时会滴掉一些油。

（四）维生素

维生素A和维生素D可耐烹调温度，在烹调过程中不会损失。维生素B_1会因高温及使用小苏打而受到破坏。它可溶于水，在烹调中会损失。维生素B_2不易因受热而被破坏，但强烈的阳光照射会使它分解。烹调及保温食物会失去维生素C。维生素C也可溶于水，因此长时间浸泡和烹调是维生素C流失的原因。维生素C是不稳定的物质，在碱性条件下易受破坏，因此在加热青菜时绝不能加小苏打。

（五）矿物质

水受热可能失去一些矿物质，因此可溶于水的矿物质，如盐在烹调过程中会损失，但不溶于水的钙或铁化合物则不会失去。铁可从铁炊具烹调的食物中获得。食物中所含的铁不受烹调影响。用硬水烹调食物可以少量地提高食物中的钙含量。

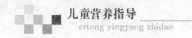

二、烹调过程中营养素的保护方法

（一）米面

1.淘米

米在淘洗过程中会发生营养素损失，特别是B族维生素和无机盐类最易受到影响。为防止营养素损失过多，应注意以下事项：

（1）应用凉水淘米。

（2）用水量、淘米次数应尽量减少，以能去除泥沙为度。

（3）不要用力搓或搅拌过度。

（4）淘米之后不应浸泡。如已浸泡，则应将淘米水和米一同下锅。

2.烹制

米面蒸煮过程中由于加热而损失的主要是水溶性的B族维生素。

烹制米面的常用方法有蒸、煮、烤、烙、烩、炸等，其中蒸（不弃米汤）和烤营养素损失最少，其次是水煮，最次是高温油炸。

（1）在煮稀饭时，为使其黏滑、米粒烂得快些而加些碱，会造成米中维生素B_1更多地被破坏损失。

（2）用面粉炸油条时，因加碱和高温油炸，可使其中的维生素B_1全部损失，维生素B_2和尼克酸损失50%左右。

（二）蔬菜

1.洗切

先洗后切还是先切后洗，对蔬菜中营养素损失量具有不同影响。如蔬菜切后再洗，蔬菜中无机盐和水溶性维生素就有一部分溶于水而随水流失掉。浸泡在水中的时间越长，溶于水中的营养素越多，损失也就越严重。

2.烹调

（1）有些维生素遇热容易被破坏，加热时间越长，维生素损失越多。鲜菜旺火快炒，其中维生素C可保留60%～70%，核黄素及胡萝卜素保留更多。

（2）维生素C在碱性环境中容易被破坏，在酸性环境中比较稳定，因此烹调时，酸性菜中（如西红柿）的维生素C损失很少，如适当加点醋，可减少维生素C的损失。

（3）不同质地的烹调用具对维生素C的影响也不同。铜锅炒、煮、炖菜，维生素C损失量多，比其他锅损失多2～6倍，铁锅次之，铝锅损失最少。

（4）煮或炖菜时应将水煮沸后再将菜放入。这样不仅能减轻蔬菜原有色泽的改变，同时可减少维生素的损失。

（三）肉类

肉类的烹调方法大致分为短时加热、长时加热及高温加热三种类型。

1.短时加热

短时加热的烹调方法，常用的有炒、熘、爆、滑等。一般利用过油或沸水打焯，旺火快速成菜，加热时间在数分钟之内，这是肉类原料营养素损失最小的常用方法。

2.长时加热

长时加热的烹调方法，常用的有煮、蒸、炖、焖、卤、煨、烧、烩等。一般多采用中火、小火或微火，在沸水或蒸汽中成菜，加热时间为数分钟或数小时。这类烹调方法中，随着加热时间长短不同而使营养素损失量不同。

3.高温加热

高温加热的烹调方法，常用的有炸、煎、烘、烤等。此类方法是利用高温油脂及较高温度烘箱等对肉类进行烹调加工。一般此类烹调方法对营养素（尤其是维生素）破坏较大，必须严格控制温度及加热时间。

（四）其他食品

1.鲜蛋

鲜蛋的烹调方法，如煮、油煎、油炒、蒸等，除维生素B_1、维生素B_2少量损失外，其他营养成分受影响不大。尤以蒸煮较少。蛋类加热不仅具有杀菌作用，而且还能提高其消化吸收率。

 特别提示

> 生蛋清中含有抗生物素蛋白、抗胰蛋白酶。前者抑制生物素吸收；后者抑制胰蛋白酶消化蛋白质，妨碍蛋白质的吸收。因此，鲜蛋不宜生食。

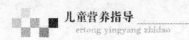

相关知识：

蒸鸡蛋羹四忌

蒸鸡蛋羹是食用鸡蛋的一种好方法，味美好吃，营养受损少，老少皆宜。但做蒸鸡蛋羹切忌以下四点：

1.忌用生水和热开水

生水中有空气，水被烧沸后，空气排出，蛋羹会出现小蜂窝，影响蛋羹质量，缺乏嫩感，营养成分也会受损。也不宜用热开水，否则开水先将蛋液烫热，再去蒸，营养受损，甚至蒸不出蛋羹。最好是用凉开水蒸鸡蛋羹，会使营养免遭损失，也会使蛋羹表面光滑、软嫩，口感鲜美。

2.忌猛搅蛋液

在蒸制前猛搅或长时间搅动蛋液会使蛋液起泡，蒸时蛋液不会融为一体。最好是打好蛋液，加入凉开水后再轻微打散搅和即可。

3.忌蒸前加入调味品

若在蒸制蛋羹前加入调味品，会使蛋白质变性，营养受损，蒸出的蛋羹也不鲜嫩。调味的方法应是，蒸熟后用刀将蛋羹划几刀，加入少许熟酱油或盐水以及葱花、香油等。这样蛋羹味美，质嫩，营养不受损。

4.忌蒸制时间过长，蒸汽太大

由于蛋液含蛋白质丰富，加热到85℃左右，就会逐渐凝固成块，蒸制时间过长，就会使蛋羹变硬，蛋白质受损。蒸汽太大则会使蛋羹出现蜂窝，鲜味降低。

蒸鸡蛋羹最好用放气法，即蒸时锅盖不要盖严，留一点空隙，边蒸边跑气。蒸蛋时间以熟而嫩时出锅为宜。

2.大豆

大豆包括黄豆、青豆、黑豆、白豆等品种，其中黄豆最为常见。黄豆常用于焖猪手、排骨。烹制时，先把黄豆洗净，放在锅内用慢火炒香，以去除豆腥味。再用冷水浸泡15分钟后与爆炒过的猪肘块或排骨块在锅内同焖至黏即可。

特别提示

　　生大豆中含有蛋白酶抑制剂、红血球凝聚素和其他有害物质，加热处理可破坏之，同时增进大豆蛋白的消化率和其中含硫氨基酸（半胱氨酸、胱氨酸、蛋氨酸）的利用率。

第五节　儿童饮食烹调指导

一、儿童夏季饮食烹调适量加醋

　　夏季儿童易出现消化力减弱、食欲降低等现象。因此在给儿童烹调食物时，可适量加些醋，有利于儿童身体健康。

　　儿童胃液的成分与成人基本相同，但胃酸含量却比成人低。在给儿童烹调食物时，适量加些醋，有利于儿童身体健康，还可以提高胃肠道杀菌作用。

　　夏季儿童饮食宜清淡、不油腻而并非以素菜为主，否则会导致儿童营养障碍。注意补充鲜鱼、瘦肉、鲜蛋、鲜虾等，对于较小儿童可做成鱼末、肉末、肝末粥，既易于消化又有营养。

二、儿童冬季饮食烹调方法

　　冬天合理饮食能改善营养状况，提高免疫功能，促进新陈代谢，改善畏寒现象，调节体内物质代谢，使营养物质转化能量最大限度地储存于体内。

　　冬季饮食要根据儿童胃肠功能状态，选择合适食品，注意烹调方法。

　　（1）生冷食物，冰凉饮料，肥甘厚味食物，柿子、栗子、杏、李子等是儿童不宜吃的。

　　（2）熟食和热食，易消化食物，苹果、梨、橙、核桃、花生等食物是适宜儿童吃的。

（3）多用蒸、炖、煮等烹调方法，少用煎、烤、炸等烹调方法。

（4）肉类食物宜长时间炖煮。长时间炖煮肉类食物，其中的有效成分就能充分析出，不仅营养成分含量高，而且易于吸收，特别适合儿童吃。

（5）新鲜蔬菜富含维生素，如果烹调时间过长，维生素就容易被破坏，菜容易失去新鲜味道。所以做新鲜蔬菜要用炒、氽等快速烹调方法。

（6）粥因为熬煮时间长，营养物质析出充分，所以不仅营养丰富，而且容易被吸收。冬季喝热粥，特别有利于肠胃功能弱的儿童吸取热量和营养。

三、儿童食物烹制技巧

烹制蔬菜的方法很多，有生炒、生煸、热烩、红烧、水煮等。儿童吃的蔬菜烹制方法应有所选择。

急火快炒是使蔬菜保留最多营养素的烹调方法，现烧现吃更能保持菜肴的风味。炒蔬菜时尽量少加水，使菜汁适量，晚加盐。烧煮绿叶菜汤时，应待水开后加入菜，缩短加热时间，以保留更多维生素C。炒菜中（除绿叶菜）加少许醋，可防止维生素C、维生素B_1、维生素B_2氧化，促进钙、磷、铁成分溶解。

本章习题：

1. 简述蔬菜初步加工的基本方法。

2. 干货涨发加工的基本方法有哪些？

3. 冷菜常用烹调方法有哪几种？

4. 热菜常用烹调方法有哪几种？

5. 烹调过程中保护营养素的方法是什么？

第五章

不同年龄阶段
儿童营养指导

本章学习目标：

1. 了解婴儿期营养需求。

2. 掌握婴儿喂养要求。

3. 了解幼儿营养需求。

4. 掌握幼儿饮食安排。

5. 了解学龄前儿童营养需求。

6. 掌握学龄前儿童饮食安排。

7. 了解学龄儿童营养需求。

8. 掌握学龄儿童饮食安排。

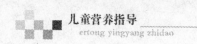

第一节　婴儿期营养指导

一、婴儿期营养需求

婴儿期的营养至关重要，良好的营养能为儿童将来的健康发展打下坚实的基础。

（一）热量

婴儿的身体表面积较大，新陈代谢十分旺盛，所以基础代谢速度十分快，加之婴儿又必须合成较多的身体组织成分以供其快速生长，所以所需热量较多，出生时每千克体重约需25大卡热量。

（二）蛋白质

婴儿时期，每千克体重所需的蛋白质为1.8～2.4克，主要用于提供婴儿建造新生组织与组织量的需求。

（三）脂肪

脂肪的作用除了提供相当量的热量之外，最重要的是提供必需的脂肪酸，以提供婴儿生长发育所需及维持皮肤的健康。

（四）维生素

一般维生素婴儿均能够从母乳中获得足够的量，但维生素C和维生素D却不可以。因此，这两种维生素应适时从婴儿副食品的添加剂或其他营养补充剂中补充获得。

（五）矿物质

如果婴儿能够摄取足够的奶量，即能够获得除了铁质之外的所有矿物质。因此，如果奶量充足，并不需要额外添加过量的矿物质。不过，出生4个月后的婴儿，因为体内预先储存的铁质已经被身体所利用，必须适当添加铁质营养剂，以满足体内对铁质的需要。

特别提示

　　初生婴儿唯一的食物是乳汁，在所有乳汁中又以母乳最为理想。婴儿对母乳的消化、吸收均佳，又因为母乳所含抵抗细菌的免疫球蛋白，是其他标榜类似母乳的婴儿配方奶粉所不能比拟的。所以，应尽量以母乳喂养新生婴儿。

　　但当婴儿逐渐长大时，宜适时添加婴儿辅食，让婴儿逐渐接受成人的饮食习惯，适应多味道的食物，并且学习咀嚼及练习使用匙、碗、筷等餐具，以便提高婴儿对饮食的兴趣。

二、遵循婴儿喂养要求

（一）0～6 月龄婴儿

（1）母乳喂养。

（2）产后尽早开奶，初乳营养最好。

（3）早抱婴儿到户外活动或适当补充维生素D。

（4）及时补充维生素K。

（5）不能纯母乳喂养时，宜首先选择婴儿配方奶粉。

（6）定期监测生长发育情况。

（二）6～12 月龄婴儿

（1）奶类优先，继续母乳喂养。

（2）及时合理添加辅食。

（3）尝试多种多样的食物，膳食中要求无糖、无盐、不加调味品。

（4）逐渐让婴儿自己进食，养成良好的进食习惯。

（5）定期监测生长发育情况。

（6）注意饮食卫生。

三、婴儿辅食添加原则

（一）4～6个月

奶和奶制品是婴儿的主要食品。每日饮奶量为600～800毫升，不要超过1 000毫升。提前进行规律哺乳的训练，一般以每日哺乳5次，间隔4小时为宜。

食物要呈泥糊状，滑软、易咽，不要加任何调味剂（如盐、味精、鸡精、酱油、香油、糖等）。

 特别提示

　　每添加一种新的食物，要在前一种食物食用3～5天，婴儿没有出现任何异常之后进行。可以从添加最不容易引起过敏的婴儿米粉开始。

4～6个月，每天加一次辅食即可，一般可放在婴儿小睡起床之后。开始时对于不太爱吃泥糊状食物的婴儿可先吃泥糊状食物后再喂奶；而对于特别爱吃泥糊状食物的婴儿，可先喂奶后再喂泥糊状食物。

（二）7～9个月

（1）奶和奶制品仍是婴儿的主要食品。每日饮奶量为600～800毫升，不要超过1 000毫升。每日3餐，每餐逐渐加至2/3碗（250毫升/碗）。

（2）观察婴儿的大便。如出现腹泻，表明婴儿发生了消化不良，需要停止添加辅食。如大便中带有未消化的食物，需要降低食物的摄入量或将食物做得更细小一些。

（3）不要喂得过饱。婴儿在1岁以内，营养摄入的主要来源仍是奶类，如果辅食喂得过多，婴儿可能会自动减少奶量的摄入。

（4）经常更换食物。婴儿会厌烦总是吃一种食物，当他拒绝吃他爱吃的食物时，说明需要给他换口味了。

（5）避免将食物混合。不要把多种食物混在一起，以免婴儿发生过敏后，不易找出致敏食物。少盐，不放糖。

（三）10～12个月

饮食规律向3餐1点2顿奶转变，同时保证一日饮奶不少于600毫升。

在增加了固体食物的同时，需要注意食物的软硬度。水果类可以稍硬一些，但是肉类、菜类、主食类还应该是软一些的。因为此时婴儿的乳牙还没有长出，如果食物过硬，婴儿不容易嚼烂，容易发生危险。

婴儿用手拿东西吃时，旁边应有成人看护，婴儿吃的时候要坐好，最好不要在玩耍的时候吃东西。

四、常见婴儿营养问题

（一）蛋白质能量营养不良

1.水肿型

水肿型是热能摄入基本满足而蛋白质严重不足的儿童营养性疾病。主要症状为腹、腿部水肿，虚弱，表情淡漠，生长滞缓，头发变色、变脆并易脱落，易感染等。

2.干瘦型

干瘦型是蛋白质和热能摄入均严重不足的儿童营养性疾病。患儿消瘦无力，因易感染其他疾病而死亡。

（二）佝偻病

以3～18个月的婴幼儿为最多见，主要是由于维生素D缺乏造成。发病初期表现为血钙降低引起的神经兴奋性增高，如多汗、夜惊、抽搐等，进一步发展致头枕部头发脱落、囟门闭合迟缓、方颅、鸡胸等。

（三）缺铁性贫血

6个月～3岁婴幼儿的常见病和多发病。多胎儿与早产儿易发生。主要表现为易烦躁，抗感染能力下降。常有心慌、气短、头晕、眼花、精力不集中的现象。

五、婴儿健康食谱制作

恰当地搭配食物种类，可以保证婴儿的营养均衡。以下提供一些婴儿食谱供参考，见表5-1。

表5-1 　　　　　　　　　　　　　5～12月婴儿食谱

	主食	母乳
5个月婴儿食谱	餐次及用量	（900克/日）每隔4小时1次；上午6：00、10：00，下午2：00、6：00，晚10：00；每次喂110～200克
	辅助食物	（1）温开水、凉开水、各种水果汁、菜汁、菜汤等可任选1种，每次喂奶时加95克 （2）浓米汤：在上午10：00喂奶时添加，1次/日，每次2汤匙，后渐加至4汤匙 （3）蛋黄泥：每日上午10：00、下午2：00各喂1次，用量适当 （4）浓缩鱼肝油：2次/日，2～3滴/次
6个月婴儿食谱	主食	母乳
	餐次及用量	（日均量约1 000克）每隔4小时喂1次，每次喂120～220克
	辅助食物	（1）温开水、各种水果汁、菜汤等，喂奶时每次加100克，任选1种 （2）浓缩鱼肝油：2次/日，2～3滴/次 （3）烂米粥、面片汤：1～2次/日，上午10：00、下午2：00，在两次喂奶时间添加，开始每次加1～2汤匙，后渐加至4汤匙 （4）鱼肉末：与烂米粥或面片汤一起食用，3～10克/次
7个月婴儿食谱	主食	母乳、牛奶或豆浆
	餐次及用量	（1）从7个月开始每日餐次减少1次，且其中一次用牛奶或豆浆代替母乳 （2）上午6：00、10：00（牛奶或豆浆），下午2：00、6：00，晚10：00
	辅助食物	（1）水、果汁等各种饮料任选1种，110克/次，下午2：00 （2）浓缩鱼肝油：2次/日，2～3滴/次 （3）菜泥、碎菜：在粥或面片汤中加入。下午6：00，加1～2汤匙 （4）馒头干、饼干等，让婴儿自己啃吃，以便锻炼婴儿的咀嚼能力，帮助牙齿的生长 （5）鱼泥：把鱼蒸熟，去皮，将鱼肉捣成泥状，刚开始先服用一小勺，若没有不适再逐量添加

8个月婴儿食谱	主食	母乳及其他（牛奶、豆浆、稠粥、面片、奶糕等）
	餐次及用量	（1）母乳：上午6：00，下午2：00、6：00，晚10：00 （2）其他主食：上午10：00
	辅助食物	（1）各种果汁、水等饮料任选1种，120克/次，下午2：00 （2）水果泥、蒸蛋羹1~2汤匙，上午10：00配主食用 （3）浓缩鱼肝油：2次/日，3滴/次 （4）肝泥、肉末选1种，1次/日（肝泥15克/次，肉末20克/次）
9个月婴儿食谱	主食	母乳及其他（稠粥、面片等）
	餐次及用量	（1）母乳：上午6：00，下午6：00，晚10：00 （2）其他：上午10：00，下午2：00
	辅助食物	（1）各种果汁、温开水、山楂水任选1种，120克/次，上午10：00 （2）浓缩鱼肝油：2次/日，3滴/次 （3）豆腐脑、鸡汁、牛肉汤等，1~2汤匙，可在下午6：00添加
10个月婴儿食谱	主食	母乳及其他（稠粥、面片、菜肉粥等）
	餐次及用量	母乳及其他主食喂养次数与9个月相同，只是在下午6：00喂奶前可增加饼干、牛奶或稠粥等，这样做是为再次减少喂奶次数做好准备，例如将喂奶次数减为3次/日
	辅助食物	（1）水、果汁、鲜水果等，任选1种，120克/次，上午10：00 （2）浓缩鱼肝油：2次/日，3滴/次 （3）嫩豆腐、鱼松等，1~2汤匙，可在下午6：00添加
11个月婴儿食谱	主食	母乳及其他（稠粥、鸡蛋、菜肉粥、菜泥、牛奶、豆浆、豆腐脑、面片、烂面条等）
	餐次及用量	（1）母乳上午6：00、晚10：00各1次 （2）上午10：00，稠粥或菜肉粥1小碗，菜泥3~4汤匙，鸡蛋0.5个 （3）下午2：00，牛奶、豆浆或豆腐脑等，100克/次 （4）晚6：00，面片或烂面条1小碗
	辅助食物	（1）水、果汁、水果泥等，任选1种，120克/次，上午10：00 （2）浓缩鱼肝油：2次/日，3滴/次 （3）各种蔬菜、肉末、肉汤、碎肉等，适量，下午6：00 （4）蛋类及其制品，可在上午6：00添加，鸡蛋用0.5个即可

12个月婴儿食谱	主食	母乳及其他（牛奶、豆浆或豆粉、面包干、馒头片、面包片、稀烂粥、菜泥、面片、面条、蛋泥、蛋羹、鱼肉、豆腐脑等）
	餐次及用量	（1）上午6：00、晚10：00 （2）上午6：00，牛奶、豆浆或豆粉，200克/次 （3）上午10：00，面包干、馒头片加稀烂粥1小碗，加菜泥1～2汤匙 （4）下午2：00，面片、面条加肉末、肉汤1小碗 （5）下午6：00，稠粥加蛋泥、蛋羹、鱼肉，或豆腐脑加鱼松1小碗 （6）晚10：00，牛奶200克/次
	辅助食物	（1）水、果汁、鲜水果泥、果酱等，120克/次，下午2：00 （2）浓缩鱼肝油：2次/日，3滴/次 （3）肉类：每隔数日食1次，每次10～30克 （4）各种蔬菜、豆腐等，可逐步加大用量，每次食用50～100克 （5）白开水酌情饮用，以此培养婴儿用勺和杯子喝水的习惯

第二节　幼儿期营养指导

一、幼儿期营养需求

幼儿仍处于生长发育的旺盛期，对蛋白质、脂肪、碳水化合物及其他营养素的需要量相对高于成人。

幼儿的能量需要包括基础代谢、身体活动、食物的特殊动力作用、能量储存、排泄耗能以及生长发育所需。我国推荐1岁、2岁和3～4岁幼儿每日能量：男孩分别为1 100千卡、1 200千卡和1 350千卡；女孩分别为1 050千卡、1 150千卡和1 300千卡。

（一）蛋白质

幼儿对蛋白质的需要量不仅相对比成人多，而且质量要求也比成人高，一般要求蛋白质所供能量应占膳食总能量的12%～15%，其中有一半应为优质蛋白质。我国1岁、2岁和3～4岁幼儿每日蛋白质的推荐量分别为35克、40克和45克。

（二）脂肪

对于幼儿，由脂肪提供的能量在30%～35%为宜，必需脂肪酸应占总能量的1%。

（三）碳水化合物

幼儿的活动量较大，跟婴儿相比，碳水化合物的需要量更多。2岁以后，应该适当增加淀粉类食物的能量，占总能量的50%～55%。尽量避免选择含有太多膳食纤维和植酸盐的食物。

（四）矿物质

幼儿必需而又容易缺乏的矿物质主要有钙、铁、锌。我国推荐幼儿钙的每天适宜摄入量为600毫克，可以食用奶及其制品、大豆制品、牛乳粉、蛋类、虾皮、绿叶菜等富含钙的食物。

幼儿期缺铁性贫血很常见，我国推荐1～3岁幼儿铁的适宜摄入量为12毫克。幼儿应补充含铁食物，如蛋黄、猪肝、猪肉、牛肉和豆类等。我国对1～3岁幼儿锌的每天推荐摄入量规定为9毫克，锌最好的食物来源是蛤贝类、动物内脏、蘑菇、坚果类、豆类、肉和蛋。

（五）维生素

幼儿生长发育过程离不开对各类维生素的摄取。其中维生素A、维生素D的摄入较为关键。

1～3岁幼儿每天维生素A推荐摄入量为500微克，许多动物性食物如肝、肾、蛋类和奶油等，以及胡萝卜、红薯、黄瓜、西红柿、菠菜、橘子、香蕉等维生素A的含量也较丰富。但是要避免维生素A过量引发中毒。

幼儿是维生素D缺乏的易感人群。维生素D的膳食来源较少，主要来源于户外阳光照射皮肤，由7-脱氢胆固醇转变为维生素D。我国幼儿每天维生素D的参考摄入量为10微克（400IU），为了防止维生素D缺乏，幼儿也可适量补充含维生素D的鱼肝油。

二、幼儿饮食安排

幼儿期饮食的主要特点是从婴儿期以乳类为主、食物为辅，转变为以食物为主、乳类为辅。饮食的烹调方法及采用的食物也越来越接近一般饮食。但这种改变应与幼儿消化代谢功能的逐步完善相适应，不能操之过急，以免造成消化吸收紊乱。一般应遵循以下原则：

（一）饮食构成

幼儿的饮食中必须有足够的热能和各种营养素，各种营养素之间应保持平衡关系。

（1）如断乳后只给幼儿白粥或白饭泡菜汤，则蛋白质、脂肪供应不足，生长发育增长迟缓，抗病力也低。

（2）如只注意多供给幼儿蛋、乳、肉类等高蛋白食物，则碳水化合物供应不足，往往不能保证能量需要。

（3）有些幼儿很少吃蔬菜、水果，则会引起钙、铁等矿物质和维生素缺乏。

总之，幼儿饮食构成应做到数量足、质量高、品种多、营养全。

（二）合理烹调

合理烹调是要照顾到幼儿的进食和消化能力，在食物烹调上下工夫。幼儿食物烹调要求见表5-2。

表5-2　　　　　　　　　　　　　幼儿食物烹调要求

序号	要求	说明
1	细、软、烂	（1）面条要软烂 （2）面食以发面为好 （3）肉、菜要斩末切碎，鸡、鱼要去骨刺 （4）大豆、花生等坚果类食物，应先磨碎，制成泥糊状 （5）瓜果去皮核 （6）含粗纤维及油炸食物要少用 （7）尽量不给幼儿吃香肠、火腿、红肠等腌制食品和熟食
2	小和巧	幼儿天性好奇爱美，外形美观、花样翻新、气味诱人的食品通过视觉、嗅觉等器官，传导至幼儿大脑食物神经中枢，引起反射，就能刺激食欲，促进消化液的分泌，增进消化吸收功能

续表

序号	要求	说明
3	保持食物营养素	（1）如蒸或焖米饭要比捞饭损失蛋白质、维生素少 （2）蔬菜要注意新鲜，先洗后切、急火快炒，蔬菜切了烫洗可使维生素损失 （3）炒菜熬粥都不要放碱，以免水溶性B族维生素和维生素C被严重破坏 （4）吃肉时要喝汤，这样可获得大量脂溶性维生素 （5）高温油炸可使食物中的维生素损失将近一半，且不易消化

（三）定时、定量

食物在胃内停留时间为4～5小时，所以每餐的间隙以4～5小时为宜。幼儿每日可进餐三次，三餐两点。一般可安排早、中、晚三餐，在两次正餐之间应有加餐，加餐可以是奶类、豆浆、点心、水果、水果汁、碎果仁等小食品。

幼儿在清晨胃内已基本排空，食欲正旺，就应当用早饭，而不是早点，并且应该是热量充足、营养丰富的一餐饭。午餐比早餐和晚餐更丰富一些。晚餐则宜少用高糖和肥厚的动物性食品，以免热量蓄积导致肥胖或蛋白质过量刺激神经系统使睡眠失常，而应多用些植物性食品，特别是多吃些蔬菜、水果。每晚应让幼儿喝一杯牛奶，有助睡眠。

（四）培养饮食习惯

每当给幼儿吃一种新的食物时，要说明为什么吃这种食物。或者改变花样和烹调方法，以引起幼儿食用这种食物的兴趣。如幼儿不爱吃青菜，可做成包子、饺子、菜饼等。不要在吃饭前或吃饭时责备孩子。有的孩子如果过了时间还没有吃完（一般应在30分钟左右吃完），经过多次耐心劝导还故意拖延时间，到时可将饭菜拿走，不再让他继续拨弄。

特别提示

　　幼儿一两顿吃不饱不要紧，这顿没吃下顿自然会好好吃。不要因为这顿没吃，就在正餐之外给吃零食，这样会养成正餐不好好吃，专吃零食的坏习惯。

三、幼儿食物选择

幼儿的消化功能仍不成熟，咀嚼功能尚不熟练，生长发育快，应选择营养丰富、易消化的食物。

（1）每日应喂不少于相当350毫升液态奶的幼儿配方奶粉，不宜直接喂普通液态奶、成人奶粉或大豆蛋白粉等。

（2）食物要多样化，粗细粮搭配，荤素菜都有。适当多选择蛋类、鱼禽肉类和豆制品等富含优质蛋白的食物，交替食用。

（3）粮食除了大米、白面外，要常与小米、玉米、黑米等杂粮搭配。

（4）蔬菜最好选时令的，尤其是橙、绿色蔬菜，如胡萝卜、南瓜、小白菜、菠菜、茴香等，每日都应有所选择。

四、幼儿食谱举例

适合13～18个月幼儿一周食谱见表5-3。适合19～36个月幼儿一周食谱见表 5-4。

表5-3　　　　　　　　　　13～18个月幼儿一周食谱

星期一	早餐：配方奶或加糖牛奶210毫升，红枣山药大米粥（红枣5枚，山药2～3片，米25克） 加餐：配方奶或加糖牛奶110毫升，饼干1块，苹果半个（片或汁） 午餐：软饭（米30克），炒鳝丝（鳝丝25克，胡萝卜25克） 加餐：枣子粥（米15克，红枣去核10克，糖适量鳝），香蕉半个 晚餐：鱼汤青菜面（鲜鱼35克，面条25克，青菜25克，油2克，盐适量） 加餐：配方奶或加糖牛奶210毫升
星期二	早餐：配方奶或加糖牛奶210毫升，猪肝青菜粥（米25克，猪肝20克，青菜25克，油2克，盐适量） 加餐：配方奶或加糖牛奶110毫升。饼干1块，橘子汁半杯 午餐：软饭（米30克），炒猪肝（油4克，猪肝25克，胡萝卜15克，卷心菜25克，盐适量） 加餐：青豆粥（米15克，青豆3克，糖适量），苹果半个 晚餐：青菜鸡丝面（面条25克，鸡丝25克，青菜30克，胡萝卜10克，油2克，盐适量） 加餐：配方奶或5%加糖牛奶210毫升

续表

星期三	早餐：配方奶或加糖牛奶210毫升，水果麦片粥（小米25克，鲜水果25克，麦片10克） 加餐：配方奶或加糖牛奶110毫升，饼干1块，苹果半个（片或汁） 午餐：软饭（米30克），炒鸡肝（鸡肝25克，胡萝卜15克，白菜25克，油4克，盐适量） 加餐：小蛋糕1个，果汁100毫升 晚餐：（上汤）猪肝碎菜煨面（猪肝泥30克，胡萝卜25克，青菜25克，面条25克，油2克，盐适量） 加餐：配方奶或5%加糖牛奶210毫升
星期四	早餐：配方奶或加糖牛奶210毫升，青菜瘦肉粥（小米25克，肉20克，青菜25克，油2克，盐适量） 加餐：配方奶或加糖牛奶110毫升，饼干1块，香蕉半个 午餐：软饭（米30克），西红柿炒鱼片（鱼片25克，西红柿20克，油3克，盐适量） 加餐：蒸鸡蛋羹（鸡蛋1个，麻油2克，水适量，油适量），猕猴桃1个 晚餐：（上汤）鸡汤青菜面（鸡肉35克，青菜25克，面条25克，油3克，盐适量） 加餐：配方奶或加糖牛奶210毫升
星期五	早餐：配方奶或加糖牛奶210毫升，小米淮山粥（小米25克，淮山适量，蜂蜜适量） 加餐：配方奶或加糖牛奶110毫升，饼干1块，香蕉半个 午餐：软饭（米30克），土豆肉末（肉末25克，土豆丝25克，胡萝卜10克，油4克，盐适量） 加餐：面包两片，果酱适量，西瓜汁100毫升 晚餐：（上汤）西红柿蛋花面（面条25克，鸡蛋1个，西红柿25克，油3克，盐适量） 加餐：配方奶或加糖牛奶210毫升
星期六	早餐：配方奶或加糖牛奶210毫升，虾茸粥（米25克，虾茸20克，配青菜、葱花，油2克，盐适量） 加餐：配方奶或加糖牛奶110毫升，饼干1块，西瓜汁半杯至1杯 午餐：软饭（米30克），虾仁蒸蛋（虾仁10克，鸡蛋1个，香油2克，油适量） 加餐：蒸南瓜（南瓜50克），梨汁100毫升 晚餐：（上汤）菠萝蛋花面（菠萝25克，鸡蛋1个，面条25克，油3克，盐适量） 加餐：配方奶或加糖牛奶210毫升

续表

星期日	早餐：配方奶或加糖牛奶210毫升，牛奶麦片糊（鸡蛋1个，麦片15克） 加餐：配方奶或加糖牛奶110毫升，饼干1块，梨半个（片或汁） 午餐：软饭（米30克），洋葱炒牛肉（牛肉末25克，卷心菜25克，洋葱10克，油4克，盐适量） 加餐：营养奶糊（奶糊20克），橘子1个 晚餐：（上汤）鳝丝青菜面（鳝丝25克，面条25克，胡萝卜15克，油4克，盐适量） 加餐：配方奶或加糖牛奶210毫升

表5-4 19～36个月幼儿一周食谱

星期一	早餐：配方奶或加糖牛奶210毫升，鸡蛋葱油饼（鸡蛋1个，面粉25克，油3克，盐适量） 加餐：豆浆100毫升，饼干2块 午餐：软米饭（米40克），虾仁鸡蛋（鸡蛋1个，虾仁10克，油5克，盐适量），香菇鸡菜汤（鸡汤适量，香菇3克，青菜30克，油2克，盐适量） 加餐：地瓜粥（米20克，地瓜适量，油2克，盐适量），香蕉1个 晚餐：猪肝杂菜烩面片（面40克，杂菜20克，猪肝30克，油3克，盐适量） 加餐：配方奶或加糖牛奶210毫升
星期二	早餐：配方奶或加糖牛奶210毫升，小米淮山粥（小米35克，淮山适量） 加餐：配方奶或加糖牛奶100毫升，饼干2块 午餐：软米饭（米40克），茭白鳝丝（鳝丝35克，茭白25克，油4克，盐适量），油焖茄子（茄子50克，油4克，盐适量），青菜鱼丸汤（青菜30克，鱼肉40克，油2克，盐适量） 加餐：蒸蛋羹（鸡蛋1个，水适量，香油2克，盐适量），梨1个 晚餐：鸡汤烩黑木耳白萝卜青菜面（面40克，黑木耳2克，白萝卜30克，青菜35克，香油2克，盐适量） 加餐：配方奶或加糖牛奶210毫升
星期三	早餐：配方奶或加糖牛奶210毫升，小笼包（面粉25克，肉末25克，葱1克，油3克，盐适量） 加餐：豆浆100毫升，饼干2块 午餐：软米饭（米40克），糖醋鲳鱼（鲳鱼35克，油3克，糖醋适量），闷蚕豆（蚕豆25克，油4克，盐适量），鱼头豆腐汤（鱼头，豆腐） 加餐：小蛋糕2块，果汁1杯 晚餐：西红柿笋丝肉丝烩面（面40克，笋丝15克，西红柿10克，肉丝15克，油3克，盐适量） 加餐：配方奶或加糖牛奶210毫升

星期四	早餐：配方奶或加糖牛奶210毫升，胡萝卜玉米粥（蛋黄1个，胡萝卜15克，玉米渣15克） 加餐：配方奶或加糖牛奶100毫升，饼干2块 午餐：软米饭（米40克），洋葱牛肉丝（牛肉35克，洋葱20克，油3克，盐适量），青菜肉圆汤（猪肉末10克，青菜25克，香油2克，盐适量） 加餐：黑米粥（黑米25克，糖适量） 晚餐：猪骨汤青菜煨面（面40克，青菜25克，瘦肉丝25克，胡萝卜丝15克，麻油2克，盐适量） 加餐：配方奶或加糖牛奶210毫升
星期五	早餐：配方奶或加糖牛奶210毫升，麦片粥（麦片20克，鸡蛋1个） 加餐：豆浆100毫升，饼干2块 午餐：软米饭（米40克），炒鸡丁（鸡肉35克，花菜25克，胡萝卜15克，黑木耳2克，油4克，盐适量），紫菜虾皮汤（紫菜1克，虾皮1克，香油2克，盐适量） 加餐：小馄饨上汤青菜（面粉25克，猪肉15克，油3克，盐适量），苹果1个 晚餐：香菇虾仁面（面40克，香菇25克，胡萝卜15克，小豌豆15克，虾仁35克，油5克，盐适量，青菜少许） 加餐：配方奶或加糖牛奶210毫升
星期六	早餐：配方奶或加糖牛奶210毫升，面包片夹鸡蛋（面包片20克，鸡蛋1个） 加餐：配方奶或加糖牛奶100毫升，饼干2块 午餐：软米饭（米40克），萝卜烧肉（猪肉35克，萝卜50克，酱油适量），菠菜蛋花汤（鸡蛋1个，菠菜25克，香油2克，盐适量） 加餐：蒸山芋（山芋30克），鲜果汁1杯 晚餐：虾茸瘦肉鸡蛋三烩面（面40克，虾茸10克，瘦肉15克，鸡蛋1个，配菠菜，油2克，盐适量） 加餐：配方奶或加糖牛奶210毫升
星期日	早餐：配方奶或加糖牛奶210毫升，麦片粥（鸡蛋1个，麦片20克） 加餐：配方奶或加糖牛奶100毫升，饼干2块 午餐：软米饭（米40克），炒猪肝（猪肝35克，黄豆芽25克，油2克，盐适量），罗宋汤（牛肉25克，土豆25克，胡萝卜15克，卷心菜25克，番茄酱适量，油4克，盐适量） 加餐：南瓜饼2个，橘子1个 晚餐：青菜肉馄饨（面粉40克，肉末35克，香菇10克，青菜35克，香油3克，盐适量） 加餐：配方奶或加糖牛奶210毫升

第三节　学龄前儿童营养指导

一、学龄前儿童营养需求

（一）糖类（碳水化合物）

糖类的需要量为每日每千克体重15克以上，高于婴幼儿，说明粮食的摄入量逐渐增多，成为能量的主要来源。

（二）热能

3～6岁儿童活动范围开始增大，所需能量比3岁前有所增加。每日的能量需要为1 300～1 700千卡，约合每日每千克体重90千卡（377千焦）。热量除了从粮谷类摄取之外，还要从蛋白质和脂肪中比例均衡地摄取。

（三）蛋白质

3～6岁儿童蛋白质的需要量较婴儿期稍低，为每日45～55克，或每日每千克体重2.5克。这一时期的儿童仍处于大脑发育较迅速的时期，3岁时脑的重量为出生时的3倍，为1 000～1 080克，6岁时脑的重量为1 250～1 305克，相当于成人脑重的90%～93%。神经系统的发育需要大量的蛋白质和脂类，如磷脂、胆固醇、糖脂及神经磷脂。为促进脑髓的迅速发育，必须不断从食物中摄取大量能构成脑神经组织的物质，如牛奶、鸡蛋、鱼、大豆及动物内脏等食品。所以，仍然要注意蛋白质的质量。

（四）脂肪

3～6岁儿童脂肪的摄入量应占总能量的25%～30%。研究表明，有的儿童从3岁起血管中就有脂质条纹，10岁时即可形成粥状硬化斑块，由此说明防止动脉粥样硬化及高血压必须从儿童时期开始。而且，过多的脂肪能抑制胃液分泌和延长胃排空，使孩子食欲下降。因此，从幼儿时期就不要吃过分油腻的食物。

二、学龄前儿童饮食安排

学龄前儿童代谢旺盛、生长迅速、智力发育快、活动量很大，所以需要的能量和各种营养素相对均高于成人。根据其生理特点，还要考虑其他与营养有关的问题，如学龄前儿童消化器官尚未完全发育成熟，特别是咀嚼消化能力远不如成人，易发生消化不良。

因此，在烹调食物时要注意质地细软、容易消化，要随时变换食物的种类、数量、口味，以增进儿童的食欲。由于儿童的进食量不大，容易饥饿，可以适当加餐。

（一）营养素选择

食物选择要做到多样化，并且注意各种营养素之间的平衡。每餐要荤素搭配，保证都有主食及一定比例的优质蛋白质和适量蔬菜，并尽可能经常供给绿叶菜或黄红色蔬菜，以保证各种维生素及无机盐的需要。每日应有新鲜水果，最好有奶或奶制品。

相关知识：

妨碍儿童长高的食物

据有关资料表明，偏爱饮用碳酸饮料的儿童，有60%因缺钙而影响正常发育，特别是可乐型饮料中磷含量过高，过量饮用导致体内钙磷比例失调，造成发育迟缓。

各种糖果和甜品也会影响体内脂肪的消耗，造成脂肪堆积，还会影响钙质代谢。吃糖量如果达到总能量的16%~18%，就可使体内钙质代谢紊乱，妨碍体内的钙化作用，影响孩子长高。

油炸膨化食品、腌制食品、罐头类制品由于在制作过程中营养损失大，又使用了各种添加剂，如香精、防腐剂、色素等，虽然它们提供了大量热量，但蛋白质、维生素等营养成分却很少，长期食用这类食品，可导致孩子营养不良。

（二）科学调配

在制定食谱时，不但要考虑伙食标准，而且还要进行营养摄入量的计算，即蛋白质、脂肪、碳水化合物、矿物质、维生素、水在一日膳食中的比例，以及各种食物的平衡，即谷类、肉类、蛋类、蔬菜类、果类、豆制品、油类、食糖在膳食中所占的比重。例如：针对儿童爱吃带馅食品的心理，将儿童平时不爱吃的猪肝、胡萝卜等与少量的肉馅掺和，做成饺子馅，就能使维生素A的摄入量大大提高。通过荤素搭配、粗细调剂和甜咸搭配使儿童得到足够的热量和营养。

3～6岁儿童一周参考营养食谱见表5-5。

表5-5　　　　　　　　　　3～6岁儿童一周营养食谱

星期一	早餐：油条（50克），煮鸡蛋（鸡蛋50克），面片汤（面片10克，鸡蛋5克，菠菜10克） 早点：牛奶（200克），草莓（20克） 午餐：米饭（大米60克），炸鸡排（鸡肉50克），鸡蛋炒黄瓜片（鸡蛋10克，胡萝卜10克，黄瓜50克，豆腐干10克），虾皮生菜汤（虾皮1克，生菜5克） 午点：哈密瓜（100克），松子仁（10克），橘皮冰糖水（200克） 晚餐：水饺（面粉60克，猪肉30克，鸡蛋10克，豆腐干10克，胡萝卜40克），牛肉饼（30克），饺子原汤
星期二	早餐：鸡蛋饼（面粉10克，鸡蛋50克），菠菜疙瘩汤（面粉10克，菠菜10克，香菜2克） 早点：牛奶（200克），西瓜（20克） 午餐：米饭（大米55克），红烧带鱼（带鱼60克），鸡蛋炒西红柿（鸡蛋30克，西红柿50克），豆腐条蛋汤（豆腐5克，鸡蛋5克） 午点：苹果（100克），芝麻糖（10克），百合冰糖水（200克） 晚餐：肉饼（面粉60克，猪肉40克，大葱15克），拌小菜（白菜花15克，绿菜花15克），二米粥（江米15克，黑米10克，糖5克）
星期三	早餐：馒头30克，鸡蛋1个，江米小枣粥（江米20克，枣3克） 早点：牛奶（200克），小西红柿（30克） 午餐：米饭（大米55克），西红柿肉片（猪肉30克，黄瓜40克，胡萝卜10克，西红柿5克），鲜蘑豆腐（鲜蘑菇10克，豆腐30克，油菜20克），虾皮紫菜汤（虾皮1克，紫菜3克） 午点：芦柑（100克），桃酥（10克），冰糖煮梨水（200克） 晚餐：炒饼（烙饼60克，猪肉30克，胡萝卜15克，白菜40克，豆腐干10克），玉米羹（玉米5克，鸡蛋25克，青豆5克）

星期四	早餐：小包子（50克），煮鸡蛋（鸡蛋50克），八宝粥（30克） 早点：牛奶（200克），桃（50克） 午餐：米饭（大米55克），木须肉（猪肉30克，鸡蛋30克，黄瓜40克，胡萝卜10克，木耳1克），西红柿菜花（番茄酱5克，鸡蛋10克，菜花30克），虾皮紫菜汤（虾皮1克，紫菜3克） 午点：葡萄（100克），饼干（10克），冰糖煮梨水（200克） 晚餐：鸡蛋西红柿面（面条60克，猪肉20克，鸡蛋15克，西红柿40克，豆腐干10克，菠菜10克），拌小菜（黄瓜20克，豆芽5克）
星期五	早餐：豆沙包（50克），煮鸡蛋1个，大米粥（大米15克），腐竹拌芹菜（30克） 早点：牛奶（200克），梨（20克） 午餐：米饭（大米55克），油焖大虾（大虾50克，黄瓜50克，胡萝卜10克，青豆5克），鸡蛋炒油菜（鸡蛋15克，油菜30克），西红柿蛋花汤（西红柿、鸡蛋各3克） 午点：梨（100克），山楂片（10克），银耳冰糖水（200克） 晚餐：什锦发糕（面粉30克，玉米面20克，果脯20克），红烧鸡翅中（鸡翅中50克），粉丝炒洋白菜（粉丝5克，洋白菜60克，胡萝卜10克，黑木耳1克，肉末10克），黄瓜丝蛋汤（黄瓜5克，鸡蛋5克）
星期六	早餐：面包夹香肠（面包30克，香肠50克），西红柿面片汤（面片10克，鸡蛋25克） 早点：牛奶（200克），香蕉（30克） 午餐：羊肉水饺（面粉60克，羊肉35克，胡萝卜10克，西葫芦70克，豆腐干10克），老玉米（80克），饺子原汤 午点：香蕉（100克），松子仁（10克），橘皮冰糖水（200克） 晚餐：什锦炒饭（大米50克，豌豆10克，豆腐干10克，胡萝卜20克，火腿肠25克，鸡蛋25克，黄瓜20克），绿豆糕（30克），虾皮香菜汤（虾皮1克，香菜1克）
星期日	早餐：麻酱火烧（50克），酱牛肉（50克），玉米面粥（玉米面15克） 早点：牛奶（200克），苹果（20克） 午餐：猪肉茴香包（面粉50克，猪肉30克，茴香50克），素鸡（10克），红小豆枣粥（红小豆5克，大米15克，小枣5克） 午点：哈密瓜（100克），大榛子（10克），白萝卜冰糖水（200克） 晚餐：二米饭（大米30克，小米25克），叉烧排骨60克，鸡蛋炒莴笋（鸡蛋40克，莴笋70克，胡萝卜10克，豆腐干10克），虾皮菠菜汤（虾皮1克，菠菜5克）

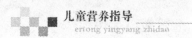

（三）合理加工烹调

合理的加工是改善食物形态、增进食欲、利于消化吸收的重要环节。加工不合理就会损失大量营养素。食品通过科学、合理的烹调加工，其中蛋白质、脂肪、糖等营养素发生一系列变化，使食品增加色、香、味，改善感官性状，提高食欲，利于吸收。

在制作儿童菜肴时，既要注意色、香、味、形，不能过咸或过于油腻和生嫩，又要保持食物的营养成分和卫生。

应经常把蒸、煮、烧、烩、焖、炒等烹调方法结合起来使用，使原料烹制后具有软、烂、酥的特点，同时使原料中的可溶性蛋白质最大限度地得到溶解。

（四）餐次安排

合理安排餐次，定时、定点、定量进食。每日三次主餐，主餐间隔4小时，其间可以加点心1～2次，晚餐后除水果、牛奶或酸奶外不要再进食其他食物，并且要在睡前1小时安排。

（五）培养进餐习惯

（1）家长要以自己良好的饮食行为为孩子作出示范。

（2）合理指导安排孩子吃零食的时间、数量，在吃饭前或吃饭时不要喝饮料，培养孩子每天定时吃饭的好习惯。

（3）不强迫孩子吃某种食品。

（4）在合理时间内，允许孩子选择喜欢吃的食品。

（5）在指导孩子饮食时，不进行威胁或哄骗。

（6）指导孩子饭前洗手，自己用勺进餐，4岁左右学用筷子。

三、儿童主食制作

主食通常指以谷物为原料制作的正餐食品。如中国南方地区多以大米为主食，北方地区多以小麦为主食。

饭、粥、馒头、花卷、包子、面条等是儿童常见主食，若在加工制作中充分考虑儿童的营养需求，通过原料多样化组配，则使这些大众化、单调的主食成为营养丰富的主食品。儿童营养食谱见本书相关章节。

（一）杂粮

这里所说的杂粮主要指谷类杂粮，包括玉米、高粱、小米、燕麦、荞麦、薏仁（苡仁米）等。它们通常是不做精制加工的，保留了大部分谷皮和胚，因而保存了许多维生素和矿物质，与大米的营养价值相比，膳食纤维、维生素、矿物质含量高出数倍。在米饭、米粥中加入适量杂粮，同样可起到营养互补的作用。但在儿童主食制作中应适当注意口感的精细，避免使用含纤维素过高、口感过粗的杂粮原料。

（二）薯类

薯类是传统膳食的重要组成部分，除了提供丰富的碳水化合物、膳食纤维外，还有较多的矿物质和维生素，蛋白质含量虽低，但质量较好，赖氨酸含量较高。大多薯类兼有粮食和蔬菜的双重用途，常见的有甘薯、马铃薯、山药等。

（三）豆类

豆类具有丰富的营养，蛋白质含量很高，豆类蛋白质中的氨基酸组成与动物蛋白质相似，属完全蛋白质。将各种豆类与粮食混合食用，通过蛋白质互补作用，使氨基酸比例趋于平衡，能提高谷物蛋白质的营养价值。

第四节　学龄儿童营养指导

一、学龄儿童营养需求

6～12岁的儿童处于迅速生长发育的阶段，是第二个生长发育高峰期。此时期的儿童体力活动增多，新陈代谢旺盛，因此，对营养的要求很高。营养供给是否充足全面、比例适宜，不仅关系到儿童的生长发育和身体健康，而且与智力发育、改善学习状况、提高学习成绩的关系极为密切。

学龄儿童学习紧张，智力发育大大加快，体力劳动也增多，对营养素的需要虽较婴幼儿期相对减少，但仍较成人为多，每日每千克体重应供给的能量为：

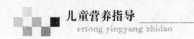

6～9岁时为80千卡，10～12岁时为65千卡。

（一）能量

世界卫生组织规定的每日能量供给量标准是6～9岁为1 600～2 000千卡，10～12岁为2 000～2 900千卡。

（二）蛋白质

蛋白质的需要量随活动能力的增强和肌肉发育程度而增多，7～10岁为每日60克，10～12岁为每日70克，应保证获得优质蛋白质，其所供能量应占总能量的11%～14%。

（三）矿物质和维生素

由于学龄儿童骨骼生长迅速，对矿物质尤其是钙的需要量很大，其他微量元素如锌、铁、铜等及各种维生素也必须充分供给。钙每日适宜摄入量从800毫克增至1 000毫克，磷每日适宜摄入量从700毫克增至1 000毫克，铁每日适宜摄入量从12毫克增至16毫克（男）及18毫克（女），锌每日推荐摄入量从13.5毫克增加到18毫克（男）及15毫克（女），对维生素A、B族维生素、维生素C、叶酸等的需要分别都有大幅增加。

（四）脂肪

脂肪摄入量不宜过高，其所供能量占总能量的25%～30%，其中1／2来自植物油。

如果此时儿童营养供给不足，就会出现疲劳或抵抗力降低的现象。如果蛋白质不足会导致发育迟缓、体重减轻，甚至出现智力障碍、注意力不集中等症状，所以应根据其特点合理安排饮食。适当进补可以消除疲劳、补充消耗，有利于儿童更健康地成长。

二、学龄儿童饮食安排

学龄儿童活动范围大大增加，智力与心理发育突飞猛进，自我意识增强，遇事有自己的主张，个性逐步显露，因此在饮食安排上必须取得他们的密切配合。

（一）饮食多样化和合理平衡

充足丰富的能量和营养素，除满足儿童生长发育的需要外，还是提高学习效率、发展智力所必需。

（二）安排好一日三餐

安排好一日三餐，见表5-6。

表5-6 安排好一日三餐

序号	餐别	说明	备注
1	早餐	首先早餐要丰富质优，吃饱吃好。早餐摄入能量不足时，大脑兴奋性降低，易出现心慌、乏力、注意力不集中，数学运算、逻辑推理及运动耐力等能力下降，使学习效率大大降低，从而影响学习成绩	经常不吃早餐不仅影响学习成绩，还会对健康产生危害。营养摄入不足，严重时导致营养缺乏症，如钙、锌缺乏，蛋白质营养不良，缺铁性贫血等
2	午餐	不能随便应付了事	午餐过1个小时，可以吃点水果，如菠萝、木瓜有助于消化
3	晚餐	注意不要吃油腻过重的食物或吃得过饱，否则会影响休息和睡眠	

（三）培养良好饮食习惯

（1）少吃零食，饮用清淡饮料，控制食糖摄入。

（2）注意饮食卫生。

三、学龄期儿童营养食谱

学龄期儿童参考营养食谱见表5-7。

表5-7   学龄期儿童营养食谱

食谱1	早餐：优选100%纯牛奶120克，巧克力夹心饼干15克 午餐：红枣米饭（大米60克，枣5克），卷心菜青椒炖肉（卷心菜85克，青椒15克，肉25克） 点心：苹果150克 晚餐：花卷（面粉50克，五香面、盐少许），油菜鸡蛋（油菜50克，鸡蛋20克，肉10克，虾皮2克）
食谱2	早餐：果珍粉7克，水200毫升，奶油夹心饼干15克 午餐：蒸包（面粉50克，胡萝卜55克，肉馅25克），西红柿鸡蛋汤（西红柿50克，木耳2克，鸡蛋25克，香菜1克） 点心：香蕉150克 晚餐：开花馒头（面粉25克，小米面25克，无核枣5克），黄瓜虾仁（黄瓜50克，鲜虾仁25克，鸡蛋20克，木耳2克，腐竹2克）
食谱3	早餐：优选100%纯牛奶120克，巧克力夹心饼干15克 午餐：米饭（大米50克，香米5克），芹菜豆腐干炒肉（芹菜65克，豆腐干10克，肉25克） 点心：橘子150克 晚餐：肉饼（面粉60克，肉馅20克，葱姜少许），奶汤菜花（菜花40克，西红柿10克，鸡蛋20克，木耳1克）
食谱4	早餐：果珍粉7克，水200毫升，奶油夹心饼干15克 午餐：千层饼（面粉60克），盐水虾（大虾80克），西葫芦鸡蛋汤（西葫芦37.5克，鸡蛋15克，紫菜2克） 点心：梨150克 晚餐：烫面饺（面粉50克，大白菜55克，肉馅25克），小白菜鸡蛋汤（小白菜50克，鸡蛋15克，木耳2克，虾皮2克）
食谱5	早餐：纯牛奶120克，巧克力夹心饼干15克 午餐：黄金米饭（大米60克，玉米糁5克），五香鸡翅根（鸡翅根60克），炖芸豆土豆（芸豆30克，土豆25克） 点心：橙子150克 晚餐：二米饭（大米50克，小米25克），鲜菇鸡片（鸡胸片50克，鲜蘑菇50克） 海蛎肉20克，生菜200克

四、考试时期营养食谱

学龄儿童在考试期间的食谱安排详见本书相关章节。

本章习题：

1. 婴儿期营养有哪些需求？

2. 婴儿喂养的具体要求是什么？

3. 幼儿期营养有哪些需求？

4. 幼儿喂养的具体要求是什么？

5. 学龄前儿童营养有哪些需求？

6. 学龄前儿童喂养的具体要求是什么？

7. 学龄儿童营养有哪些需求？

8. 学龄儿童喂养的具体要求是什么？

第六章

不同时期儿童营养指导

本章学习目标:

1. 掌握考试前、考试中及考试后营养指导。

2. 了解青春期营养需求。

3. 掌握青春期儿童补充营养。

4. 掌握青春期少女补充营养。

5. 了解体育锻炼营养需求。

6. 掌握女生经期营养指导。

7. 掌握少女健美营养指导。

第一节 考试时期营养指导

一、考试前营养指导

（一）考试前营养需要

一般在考试前，许多学生都要熬夜用功，第二天又要早起到学校上课，因此都有吃宵夜的习惯。在紧张状态中，喜欢吃速食面、面包、饼干等糖或淀粉多的食品。不过由于睡眠时间不足，过度精神紧迫，可能会导致身体失调。其次，由于长时间读书会使眼睛疲劳，因此要摄取足够的维生素A。

考试前要适当补充B族维生素及矿物质，注意摄入富含脂质的健脑食品（详见本书相关章节内容）。

相关知识：

考前八类食物受青睐

1.龙眼

中医认为龙眼性温味甘，具有益心脾、补气血、安心神等功能，是滋补良药。

2.大豆及其制品

大豆中主要含有大豆球蛋白，它是一种优质的植物蛋白质。大豆油中还含有丰富的必需氨基酸和磷脂，营养价值高，能增强脑血管机能。

3.动物内脏类

动物的心、脑、肝、肾中含有丰富的优质蛋白质和磷脂（磷脂和卵磷脂等），是补脑的上乘食物。

4.红枣

红枣富含葡萄糖、蔗糖、维生素C、维生素P，还含有丰富的蛋白质、微量元素和其他营养成分。

5.芝麻

芝麻含有丰富的蛋白质、脂肪和机体必需的脂肪酸、亚麻酸。此外，钙、磷和维生素B的含量也较高，是廉价的强身健体佳品。

6.核桃

核桃性味甘温，具有补气养血、温肺通便、镇咳化痰、润肌乌发等功效，是体质虚弱和神经衰弱综合征进行食补的佳品。

7.蜂蜜

蜂蜜性味甘平，有滋养、润燥、解毒的功效，还含有多种维生素和微量元素以及淀粉酶等。现代医学认为，蜂蜜具有增强体质、提高免疫功能，营养心肌、保护肝脏、降低血压及润肠作用。

8.葱和蒜

葱和蒜可抑制各种真菌、细菌和原虫感染，具有杀菌、消炎、防治多种疾病的本领。常吃葱和蒜还能补脑。

（二）考试前膳食特点

1.早餐不要喝牛奶

牛奶会诱导体内产生血清素，血清素具有催眠作用，不利于考生临场时刻积极思维。可以喝豆浆或绿豆粥，吃一小碗蒸熟的枣，再加一个煮鸡蛋及适量的淀粉类食品。

 特别提示

　　夏季考试可备清凉解暑、防暑降温饮料，如菊花茶、绿豆汤、决明子茶，避免饮用有色素的饮料。

2.午餐吃面条最好

午餐可以吃面条，因面条在胃部消化吸收比较慢，可以较长时间维持血糖水平，保持思维敏捷。炒菜时蔬菜：肉类＝4：1或者3：1。也可做一些清淡一点的汤，如骨头汤、鸡汤、鸭汤等。

3.晚餐不要吃得太饱

膳食搭配要注意平衡，清淡一些，搭配足够的新鲜蔬菜和水果，餐后可以多喝酸奶。

相关知识：

考前饮食五忌二宜

1.考前食谱忌大变

考生考前饮食不要因考试临近而刻意改变，在临考前的一段时间及考试期间，饮食量都不要比平时增加太多，尤其考试期间饮食不要做太大的变动，应和平时保持一致。

2.饮食最忌减主食

考生饮食要保证主食摄入量，不吃主食人不仅会有饥饿感，而且还会影响到大脑的思维能力。以前人们总是认为主食可有可无，只要多吃些鱼类、肉类食物即可，其实这些食物只能补充人体所需的蛋白质，而大脑思维主要依靠的是葡萄糖，只有主食才能转化为葡萄糖，这就需要每天摄取一定量的主食。

3.吃鸡忌吃皮

考生切忌吃大量油腻动物性食品，猪肉也不要吃太多。油炸食品易使人产生饱腹感，影响其他食物的摄入量，应多吃鱼、去皮鸡肉、牛奶、鸡蛋等食物，也可熬些绿豆粥、银耳莲子汤等，适量放些糖，既美味可口，又清热祛暑。

4.忌喝咖啡

考生考前应多喝水，每天要保证1500～2000毫升的摄入量，切忌以喝饮料代替喝水，最好是白开水，矿泉水和纯净水也可以多喝些。充足的水分可确保血液循环顺畅，这样大脑工作所需的氧才能得到及时供应。

一些含糖的饮料在吃饭前最好不要喝，易产生饱腹感，不利保证进餐时食量。考前可以喝一些茶及咖啡，但不能太浓，浓茶及浓咖啡都有兴奋的作用，会适得其反，影响睡眠质量。

5.零食忌选坚果类

零食可以适当吃，但要少吃油腻食物及坚果类食物，如瓜子、花生，还有甜食及奶油过多的食物。有的考生一看书就想吃些零食，但是又怕会吃胖，不妨选择吃黄瓜及水果等，可以有效地控制食量。

6.每天宜吃两个水果

水果、蔬菜含有丰富的营养素及各种维生素和矿物质，还有缓解厌食及便秘的作用。考生应保证每天吃2个水果，约500克左右。粗纤维的蔬菜要少吃，如果平时没有常吃的习惯考前一定不要突然增加。菠菜、胡萝卜可增强记忆力，洋葱能改善大脑供血，帮助考生集中精力，这类食物可适当增加一些。

7.厌食宜用"羊吃草"法

考生如果考前压力大，产生厌食感，家长可以把每日三餐变成每日四餐、五餐，增加进餐的次数，采用"羊吃草"的吃法，在控制总量的前提下，多餐分吃，同样可以摄取到考生一天所需的营养量。

（三）考前一周食谱

供参考的中考前七日食谱见表6-1，高考前七天营养食谱见表6-2。

表6-1　　　　　　　　　　中考前七日食谱

考前第7日	早餐：牛奶（1杯）、小笼包、酱黄瓜 中餐：米饭、葱油鳜鱼、清炒空心菜 晚餐：米饭、土豆烧牛肉、肉末冬瓜、紫菜虾皮汤 晚上加餐：面包、水果
考前第6日	早餐：豆腐脑、肉丸、香蕉 中餐：米饭、明虾、油焖扁豆、肉丝炒香干 晚餐：米饭、白斩鸡、蘑菇 晚上加餐：饼干、鲜榨果汁

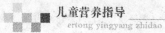
续表

考前第5日	早餐：酸奶、馒头、卤水花生米 中餐：米饭、生炒鸭块、炒白菜 晚餐：米饭、蟹黄蛋、麻婆豆腐、骨头海带汤 晚上加餐：八宝粥、水果
考前第4日	早餐：粥、肉松、糖包、什锦酱菜 中餐：米饭、五香牛肉、家常豆腐、西红柿蛋汤 晚餐：米饭、黄鱼、炒四季豆 晚上加餐：饼干、牛奶
考前第3日	早餐：甜豆浆、鲜肉包 中餐：米饭、甜椒鸡丁、笋片青菜 晚餐：米饭、清蒸带鱼、肉片百叶黄瓜 晚上加餐：肉末蔬菜挂面
考前第2日	早餐：黑米粥、刀切馒头、荷包蛋 中餐：米饭、炒猪肝、炒嫩黄瓜 晚餐：米饭、红烧鳝段、凉拌黄瓜 晚上加餐：饼干、牛奶
考前第1日	早餐：甜面包、面包、果酱 中餐：米饭、炒鱼片、肉片白菜、胡萝卜 晚餐：米饭、白切猪肉、油焖茄子 晚上加餐：蛋糕、水果

表6-2 高考前七天营养食谱

第一天	早餐	主食	花卷、鸡蛋、牛奶（蛋、奶是补钙佳品）
		副食	黄豆咸菜
	午餐	主食	大米饭
		副食	清蒸鱼、炒芹菜（芹菜含粗纤维，助消化）
		饭后	香蕉1只
	晚餐	主食	加有黑米的大米饭
		副食	木耳炒肉、清炒菜花
	夜宵	主食	菜夹馍、五香花生米（宜清淡，易安眠）
		副食	白萝卜汤（顺气）
		睡前	橘子1个

续表

第二天	早餐	主食	绿豆大米粥、鸡蛋、糖酥饼
		副食	拌海带丝
	午餐	主食	小米饭
		副食	炖牛肉、炒洋葱（洋葱乃益智食品，活血，增加血中含氧量，活跃大脑细胞）
		饭后	梨1只
	晚餐	主食	加大米的小米饭
		副食	鱼香肉丝、炒酸菜
	夜宵	主食	紫菜蛋花馄饨
		睡前	西红柿1个
第三天	早餐	主食	黑米面馒头、鸡蛋、牛奶
		副食	醋拌豆片、白菜丝
	午餐	主食	芸豆大米饭
		副食	汆羊肉丸子、麻辣豆腐
		饭后	白菜汁1碗（养胃）
	晚餐	主食	荞面单饼
		副食	姜丝肉、酸菜土豆丝
	夜宵	主食	鸡汤、土豆饼
		睡前	苹果1个
第四天	早餐	主食	小米粥、大米烙糕、鸡蛋
		副食	五香花生米、拌芹菜
	午餐	主食	牛肉大葱包子（馅子随时调换）
		副食	红萝卜炖粉条、炒豆片
		饭后	猕猴桃1个
	晚餐	主食	大米饭
		副食	烧茄子、宫保鸡丁
	夜宵	主食	馒头片、西红柿蛋花汤
		睡前	香蕉1个

续表

第五天	早餐	主食	玉米饼、黑米红枣粥、鸡蛋
		副食	拌豇豆角
	午餐	主食	大米饭
		副食	烧排骨豆角、炒木耳白菜胡萝卜（排骨补钙）
		饭后	葡萄1串
	晚餐	主食	家常饼
		副食	炒油菜香菇、拌三丝
	夜宵	主食	面包三明治、胡萝卜汤（保护视力）
		睡前	橘子1个
第六天	早餐	主食	牛奶、鸡蛋、馒头
		副食	萝卜泡菜
	午餐	主食	大米饭
		副食	烤鸡翅、炖黄豆海带根
		饭后	核桃粉
	晚餐	主食	加玉米糁儿的大米饭
		副食	京酱肉丝、豆片炒肉
	夜宵	主食	酸菜面条、五香花生米
		睡前	苹果1个
第七天	早餐	主食	牛奶、鸡蛋饼
		副食	拌芹菜、胡萝卜、圆白菜
	午餐	主食	烧卖
		副食	鸡汤炖豆腐、蒜泥羊肝
		饭后	胡萝卜汁
	晚餐	主食	加黑米的小米饭
		副食	油菜豆腐粉、拌青椒肘子
	夜宵	主食	肉夹馍、土豆汤
		睡前	猕猴桃1个

二、考试中营养指导

（一）考试期间营养需求

要让考生吃得好一些，更是为了让考生吃出健康的身体，也要吃出好心情，在考试中取得好成绩。可是盲目进补对身体并没有好处，考试期间更要注意合理搭配饮食，注意提高用餐质量。

（二）考试期间膳食特点

1.忌讳"大鱼大肉"

如果考试期间每天都是"大鱼大肉"，可能会适得其反，导致消化不良，从而影响大脑血液供应量，导致思维不敏捷，影响复习效果和考试成绩。

2.多吃淀粉类主食

考试期间一定要使血糖保持正常水平，这就需要充足的葡萄糖。因此，在考试期间，要多吃一些含淀粉丰富的主食，如馒头、面包、发糕等，这些食物可以比较迅速地转化为葡萄糖。

（三）考试期间营养食谱举例

供参考的考试期间营养食谱，见表6-3。

表6-3 考试期间营养食谱

第一日	早餐：芝麻花卷、鲜牛奶、煮鸡蛋1个、清炒油麦菜 水果：香蕉1只 中餐：米饭、青瓜炒木耳、西芹瘦肉片、西红柿紫菜蛋花汤 晚餐：绿豆稀饭、煎饼、醋熘土豆丝、青笋肉丝
第二日	早餐：全麦面包、豆奶、鹌鹑蛋3个、素炒三丝（青笋、香菇、胡萝卜） 水果：苹果1个 中餐：米饭、素炒西蓝花、青椒炒鸡蛋、青菜豆腐粉丝汤 晚餐：紫菜小馄饨、花卷、香菇菜心

食谱制作与分析实例见表6-4。

表6-4 食谱制作与分析实例

虾仁蛋包饭	原料	白饭、洋葱、虾仁、生姜、蛋汁、番茄酱、糖、盐、白胡椒粉
	制作	（1）虾仁入沸水烫一下，洋葱切小丁，生姜切末 （2）起锅加入1大匙油放入洋葱丁炒香，加入虾仁后加调味料，与白饭炒匀后加葱花备用 （3）蛋汁煎成蛋皮放入炒好的饭后摆盘，食用时再淋上少许番茄酱即可
	特点	形美软嫩，口味鲜香。鸡蛋含有丰富的蛋白质，是考生不可或缺的营养食品
鲑鱼拌豆腐	原料	营养豆腐1块，鲑鱼1片，盐、面粉、葱花各少许，酱油、香油、醋适量，先用冷开水调成酱料
	制作	（1）鲑鱼用少许盐抹遍，切小丁，沾面粉后炸酥 （2）将炸好的鲑鱼撒在豆腐上，淋上酱料，再撒点葱花即可
	特点	造型典雅，甜酸适口，冷热食用皆宜。豆腐是极富营养的食品，对于补充脑力消耗大有裨益
旱蒸南瓜	原料	南瓜500克，米粉50克，淀粉50克，生姜5克，大蒜5克，辣酱20克，白糖10克，辣椒面5克，青蒜苗25克，味精2克，豆油100克，油纸1张，精盐3克，香油5克，泡菜汁5克
	制作	（1）南瓜洗净，去蒂，去皮，去子，切成12厘米长、5厘米宽、4毫米厚的片条，用盐稍腌渍，滚上米粉、淀粉，放入豆油锅中煎炸至呈黄色，捞出，放入蒸碗中加泡菜汁，封上油纸，放入蒸锅中，隔水蒸熟，取出，待用 （2）青蒜苗择洗干净，切成马耳形，姜蒜切成指甲片状，待用 （3）炒锅放豆油，烧热，放入辣酱，稍炒，再下姜蒜片、白糖、味精、辣椒面，以及蒸好的南瓜片，急速翻炒，出锅，入盘，淋入香油即可
	特点	香辣微甜，咸酸适口，易于消化。南瓜的营养价值主要表现在它含有较丰富的维生素，其中含量较高的有胡萝卜素、维生素C及一定量的铁和磷

续表

	原料	洋白菜、胡萝卜、小青辣椒、盐、姜末、蒜泥；红尖椒、花椒、大料、色拉油
香脆三丝	制作	（1）菜洗净，沥净余水，切成细丝，撒上盐5～10分钟除去生味，撇掉余水，撒上姜末、蒜泥、盐，拌匀后装盘 （2）花椒数粒，大料2～3瓣，红尖椒用干布擦净剪成细丝，放在一小碗内，将烧热的色拉油倒在一起调和，凉后再淋到菜丝上
	特点	白、绿、黄、红色耀目，口感香脆清爽，百吃不腻，富含维生素，低糖低脂，有益健康
	原料	苦瓜500克，豆瓣酱1汤匙，葱丝、姜丝、蒜末共30克，红辣椒2只，香油、酱油、白糖、醋各适量
鱼香苦瓜	制作	（1）将苦瓜去瓜蒂，平剖成两瓣，去瓤后切成细丝，放入开水锅中焯一下，捞出用凉开水浸凉；红辣椒去蒂及子，切成细丝，也焯一下，浸凉待用 （2）炒锅上火，加入约2汤匙油烧至五成热，下葱丝、姜丝、蒜末炒出香味，再下豆瓣酱煸出红油后加入酱油、白糖、醋炒匀，盛出晾凉制成调味汁 （3）苦瓜丝、辣椒丝放入盘内，淋上调味汁、香油，拌匀即可
	特点	香脆清口，鱼香味比较浓。苦瓜可补胆润肝、利尿、消暑、解烈酒、助消化、防感冒，还可治喉炎及风热咳嗽。苦瓜茶含丰富的维生素B_1、维生素C及各种矿物质
	原料	黄瓜，干辣椒，姜少许，香油半茶匙，酱油1茶匙，糖4茶匙，醋2茶匙，盐适量
多味黄瓜	制作	（1）将黄瓜洗净，每根切成4条，再切成滚刀块，放入碗中加适量盐拌匀，约10分钟后沥干水分待用 （2）将干辣椒去子，切成细丝；把姜洗净，去皮切成细丝 （3）炒锅中放入1汤匙油，烧热，倒入干辣椒丝和姜丝，煸炒出香味，再加入酱油、糖、醋略熬成汁，加入香油搅匀，倒入碗中待用 （4）将腌好的黄瓜块放入调味碗中，拌匀后腌制20分钟，装盘即可
	特点	酸脆清口、解油腻、助消化。清淡的口感可以缓解暑热

续表

豌豆炒虾仁	原料	虾仁250克，嫩豌豆100克，鸡汤25毫升，料酒10克，精盐1克，味精1.5克，湿淀粉5克，豆油750克（实耗50克），香油10克，辣椒面15克
	制作	（1）将嫩豌豆洗净，放入开水锅中，用淡盐水汆一下，待用 （2）炒锅上火烧热，放入豆油，待三成热时，将虾仁入锅，快速用竹筷划散，炸约10秒钟，倒入漏勺，控油（炸时要掌握热锅、冷油、快速，则不粘锅） （3）炒锅内留25克底油，烧热，投入辣椒面，稍炒一下，放入豌豆，翻炒几下，再烹入料酒、鸡汤、盐、味精，随即放入虾仁，用湿淀粉勾薄芡，将炒锅颠翻几下，淋上香油，出锅，入盘，即可
	特点	虾仁玉白鲜嫩，豌豆翠绿清香。虾仁营养丰富，健脑。豌豆主要成分为清蛋白和球蛋白，具有人体必需的8种氨基酸，是补充营养的佳品

三、考试后营养指导

（一）考试后营养需求

由于考试期间机体处于一种应激状态，长时间比较紧张和兴奋，使得机体对营养素的消耗在较长一段时间处于一种较高水平，经过考试后，体内维生素都有明显下降趋势。同时，机体内蛋白质、脂肪也出现明显不足现象。

（二）考试后膳食特点

在考试后，除了适当地调整各方面生活之外，更要根据身体不同需要进行妥善的饮食调理，以补足考生考试期间体内损失的各种营养素。

因此，可以多吃一些蔬菜与水果，降低血液和肌肉中的酸度。同时，可以摄取适量的碳水化合物，如砂糖、牛奶糖、麦芽糖、蜂蜜等。此外，含有丰富蛋白质的食物，如豆制品、瘦肉、鱼等有抗疲劳功效。

（三）考试后营养食谱举例

供参考的考试后营养食谱见表6-5。

表6-5   考试后营养食谱

肉春笋	原料	熟净五花肉200克，生嫩春笋250克，绿叶菜50克，咸肉原汤100克，料酒10克，味精3克，熟鸡油15克
	制作	（1）将猪肉洗净，沥干水，用刀斜切成2厘米见方的块；嫩笋肉用清水洗净，沥水，切成滚刀块待用 （2）锅中放入清水400克，加入咸肉原汤，用旺火烧开，将肉同春笋同时下锅，加入料酒，用小火煮10分钟，待笋熟后，放入味精，淋上鸡油，放入汆熟的绿叶菜即可
	特点	爽嫩香糯，汤鲜味美，营养合理，含有蛋白质、脂肪、无机盐及维生素等，特别是维生素C含量高
	关键	注意火力变化，蔬菜不要久汆，以保持色泽翠绿
胡萝卜炒羊肝	原料	胡萝卜200克，羊肝250克，菜油50克，大蒜叶10克，料酒15克，精盐3克，白糖5克，味精2克
	制作	（1）将胡萝卜洗净，沥干水，刮去外皮，切成薄片；羊肝片去筋膜，洗净沥水，切片；大蒜叶洗净，切节待用 （2）锅放火上，下油烧至五成熟时，将羊肝与胡萝卜片一起下锅炒香，再加入大蒜叶炒匀，烹入料酒、精盐、白糖、味精炒匀，即可装盘
	特点	色泽多样，咸鲜可口，细嫩美味，含有蛋白质、脂肪、碳水化合物、维生素、无机盐等；胡萝卜素和维生素A含量高，有益智明目之效
	关键	炒时速度要快，不要久炒，以保持细嫩
青圆鸡	原料	净肥仔鸡半只（约重700克），嫩豌豆300克，鲜汤1 000克，料酒20克，姜10克，精盐3克，葱段15克，味精2克，胡椒粉1克
	制作	（1）将鸡斩成3厘米大小的块，用清水冲去血沫，再放入60℃的热水中稍微煮一下捞起，嫩豌豆也入开水中汆一下捞起沥干待用 （2）将鸡肉与豌豆分别装入两个碗中，灌入鲜汤以淹没为度，再分别加入料酒，在放有鸡肉的碗中加入葱、姜，然后入笼用大火急蒸；嫩豌豆蒸1小时，鸡肉蒸3小时 （3）将蒸熟的豌豆去汤加入蒸鸡肉的碗中，去掉姜、葱，加入精盐、味精和胡椒粉调味即可
	特点	鸡肉软嫩，汤鲜味美，鸡肉同豌豆配合，含有蛋白质、脂肪、碳水化合物、钙、磷、钾，特别是胡萝卜素和维生素C含量高，对大脑保健有益
	关键	豌豆的杂质要去尽，灌入鲜汤不要太多，先蒸后混合调味

续表

酸菜烧银鱼	原料	银鱼150克，榨菜50克，韭黄50克，奶汤100克，料酒15克，姜丝10克，精盐4克，胡椒粉3克，醋25克，酱油10克，味精2克，香油10克
	制作	（1）将银鱼在清水中洗净泥沙，温水发2小时捞起，沥干水分；榨菜洗净，修去老皮，切成细丝；韭黄洗净沥水，切节待用 （2）炒锅放旺火上，加入奶汤、精盐、胡椒粉、姜丝、料酒、银鱼、榨菜烧约3分钟，再加入酱油、味精、韭黄、醋等，炒匀起锅舀入碗中，淋香油即可
	特点	色泽银红，醇香可口，营养丰富；含有丰富的蛋白质、脂肪、无机盐、维生素A、维生素B、维生素C等，韭黄中含有丰富的维生素E，有利于大脑思维
	关键	此菜不用辣椒，韭黄、酱油、醋在起锅前加入，味道才佳
粉蒸嫩黄豆	原料	嫩黄豆300克，大米粉100克，豆瓣酱50克，姜20克，酱油10克，精盐3克，味精1克，白糖20克，葱10克，花椒3克
	制作	（1）将嫩黄豆去掉杂质，洗净沥干；豆瓣酱剁细茸；葱洗干净，与花椒一起剁成蓉；将姜洗净切成细末待用 （2）将锅洗净，放旺火上烧热，加入豆瓣酱炒酥起锅入盘，加入姜末、酱油、葱末、花椒蓉、白糖、精盐调匀，倒入嫩黄豆入盆拌匀，再将大米粉加入和匀，装入碗中，入笼用大火蒸熟，即可出笼上桌
	特点	清香滋润，浓厚可口，含有优质蛋白质、维生素、多种微量元素等，其中大量的不饱和脂肪酸对脑细胞有补益作用
	关键	嫩黄豆的杂质必须去尽，调料要拌匀，蒸时用大火
虾仁蒸饺	原料	鲜虾仁350克，猪瘦肉750克，面粉1 000克，精盐4克，酱油10克，味精5克，葱末10克，香油10克，水淀粉少许
	制作	（1）用80℃的热水将面粉烫好，调匀，凉透后，搓成长条，捏成120个剂子，按扁，制成直径约5厘米的薄皮；猪肉用刀剁成茸泥，加入酱油、精盐、味精、葱末、香油和少许水淀粉搅拌均匀，再将虾仁切成小颗粒，加入肉馅中搅拌均匀待用 （2）将制好的虾馅抹在面皮上，包成半月形，用手捏紧，前面光滑，后面形成许多小褶，整齐地放在蒸笼中间，用大火蒸熟取出，装入盘中即可

续表

虾仁蒸饺	特点	造型美观，香鲜馅嫩，含有蛋白质、脂肪、无机盐、微量元素及维生素、粗纤维等
	关键	皮要薄一些，馅要嫩，蒸饺大小要均匀
蕨粉浮丸汤	原料	鲜猪肉250克，蕨根粉50克，姜末15克，葱花15克，绿叶小菜100克，香油10克，精盐5克，胡椒粉1克，味精2克
	制作	（1）将猪肉捶成茸，剁断筋，加入姜末、葱花、胡椒粉、味精、精盐、蕨根粉和清水搅拌均匀待用 （2）净锅加入鲜汤烧开，绿叶菜氽熟，放入汤碗中，将搅拌均匀的肉茸做成直径为2厘米大小的丸子，入锅中煮熟，打去浮沫，加入味精、胡椒粉，淋入香油转入汤碗中即可
	特点	滑嫩味鲜，汤汁鲜美，营养丰富，佐餐为佳。本汤除含有蛋白质、脂肪外，还有胡萝卜素、维生素A、维生素C及钙、磷、铁、硒、锌等
	关键	肉茸要拌均匀；丸子大小一致；绿叶菜不要久氽，以保持色泽鲜艳、质地细嫩

第二节　青春期营养指导

一、青春期营养需求

（一）蛋白质

进入青春期，骨骼、肌肉、性腺等机体内部的各组织器官都在快速生长、发育，需要大量优质的蛋白质，若供给不足，则体格、智能发育都会受到影响，并容易感染疾病。

（二）脂肪

黄豆、核桃、瓜子、芝麻等食物，含不饱和脂肪酸、磷脂丰富，应多吃一些，对儿童少年的生长发育有促进作用。

（三）碳水化合物

青少年生长旺盛，活泼好动，学习任务繁重，能量消耗很大，因此米、面等主食一定要多吃一些，以保证获得充足的能量。

 特别提示

> 有些青春期少女为保持苗条的身材而尽量节食，但节食不当会导致营养不良，机体抵抗力下降，甚至会引起"神经性厌食症"，带来更为严重的后果。

纤维素和果胶等膳食纤维不能被消化吸收，不会产生能量，但能够促进肠蠕动，排出有害物质，防止便秘，对预防高血压、糖尿病、肥胖症、结肠癌等有好处，所以有必要每天摄入一定量的膳食纤维。

（四）矿物质

诸多矿物质中，在青春期需要较多也最易缺乏的有钙、铁、锌、碘等。

钙是建造骨骼和牙齿的重要成分，青春期骨骼发育迅速，需要补充大量的钙。若缺钙会使生长变慢，还会影响到成年期的骨质密度和骨骼健康。

中小学生中缺铁性贫血发病率较高，青春期少女因月经来潮失血更容易发生贫血。因此，青少年应注意多吃些含铁丰富，且铁吸收利用率高的食物，如动物肝脏、动物血、瘦肉等，同时补充些维生素C，以促进铁的吸收。

锌有助于机体细胞的分裂、繁殖，促进生长发育、大脑发育和性成熟。食物中以海产品（如牡蛎、扇贝）、肉类、核桃、松子等含锌较多。

青春期甲状腺机能增强，需要更多的碘合成甲状腺素，以调节体内代谢，促进生长发育。碘供给不足，易出现青春期甲状腺肿大，严重缺碘可影响智力。因此，青少年应注意多吃些含碘丰富的海产品（如海带、紫菜等）。

（五）维生素

青少年容易缺乏的脂溶性维生素有维生素A和维生素D，容易缺乏的水溶性维生素有维生素B_1、维生素B_2、维生素C等。

（六）水

青少年营养需要量大，活动量也大，代谢旺盛、需水量也相对要多，每天要保证喝到足够的清洁卫生的饮用水。平常适当喝些饮料是可以的，但不能完全用饮料来代替水。因此，不要养成只喝饮料不喝水的坏习惯。

二、青春期男孩补充营养

研究发现，青少年在青春期的身高突增一般要持续3年左右，男孩在这期间每年可增长7~9厘米，最多可达10~12厘米。

由于生长发育的"迅猛"，男性青少年对营养需求较大，对热量、蛋白质等营养素的需要量是一生中最高的。因此，每日摄取的食物中要保证有足够的能量及蛋白质。

 特别提示

在摄取高能量、高蛋白质膳食的同时，应以平衡膳食、全面营养为原则，安排好所需能量、蛋白质、碳水化合物的比例，注意摄取各种维生素、矿物质，选择食物要广泛，注意主副食搭配。

（一）谷类食物

男孩在发育期较女孩食欲强、食量大，因此，谷类食物摄入十分重要。谷类食物包括稻米、面粉、小米、玉米及甜薯等。一般来说，13~17岁的男孩每日进食的主食不应少于500克，否则时间长了会带来不良后果。

（二）动物性食品

男孩在青春发育期身体生长迅速，身体内各组织、器官、肌肉都随之发育增长，所以体内也需要大量的优质蛋白质。动物性食品如鸡、鱼、猪肉、牛肉、蛋、乳类食物等都是蛋白质最好的来源。

（三）蔬果

男孩在青春期除要摄入谷类、动物性食品外，还应注意多食蔬菜、水果等。

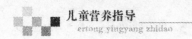
（四）含矿物质食品

因男孩在青春期骨骼发育较快，所以应多食富含钙、磷等矿物质的食物，如虾皮、海带、乳制品、豆制品等。此外，每天还应进食400~500克的新鲜蔬菜，以保证维生素和矿物质、膳食纤维的摄入量。

三、青春期少女补充营养

（1）青春期对于蛋白质、矿物质、水分的需要量相当大，而且还要全面。不同食物中的蛋白质的组成即氨基酸的种类不尽相同，所以吃的食物应该多种多样，才可以使氨基酸的补充全面，不可挑食。

（2）女孩在青春期对能量需求较大，比成年人多。这些能量主要来源为糖、脂肪和蛋白质。而有些人不吃早饭或不吃饱，热量供应明显不足，必将会影响生长发育，所以早饭一定要吃好。

（3）青春期的女孩要注意在经期应该避免食用一些食物，否则容易造成身体的损害（详见本章相关章节）。

（4）进食前后如果运动则胃肠道的血供应就会减少，必然导致胃肠功能的下降，而引起消化不良及一系列的肠胃毛病，所以进食前后要注意休息，以保证胃肠的供血。

四、青春期男孩食谱

供参考的青春期男孩食谱见表6-6。

表6-6　　　　　　　　青少年周期食谱单（男）

星期一	早餐：面包（面粉200克）、红薯粥1碗、牛奶250毫升、水煮鸡蛋1个、水果1个
	午餐：米饭（粳米200克）、蘑菇炒肉片（鲜蘑菇50克，猪肉50克，植物油5克，料酒、淀粉、蛋清、味精各适量）、炒青菜（青菜200克，植物油5克，味精、盐适量）
	晚餐：馒头或米饭、百合虾（虾仁50克，胡萝卜25克，柿子椒25克，植物油5克，百合、淀粉、味精、盐各适量）、牛肉菜汤（卷心菜50克，豆腐干50克，胡萝卜50克，土豆50克，牛肉50克，植物油5克，西红柿50克，味精、盐适量）
	加餐：时令水果

续表

星期二	早餐：小米粥（小米100克）、鲜磨豆浆250毫升、荷包蛋（鸡蛋50克）、水果1个 午餐：米饭（粳米150克）、鱼香三丝（猪瘦肉50克，胡萝卜50克，土豆100克，植物油5克，姜丝、泡椒、酱油、醋、白糖、味精、盐各适量）、香菇炒青菜（绿叶菜200克，香菇50克，植物油5克，味精、盐各适量）、炝花菜 晚餐：金银卷（面粉100克，玉米粉100克，麻酱、盐各适量）、清蒸鲜鱼（各种鲜鱼150克，植物油5克，葱段、姜丝、盐各适量）、蒜蓉茼蒿（茼蒿150克，植物油5克，大蒜、味精、盐各适量）、青菜虾米汤（青菜50克，植物油5克，虾米，味精、盐各适量） 加餐：时令水果
星期三	早餐：粳米发糕（米粉150克）、牛奶250毫升、水煮鸡蛋1个、水果1个 午餐：米饭（粳米150克）、蒜苗炒蛋（蒜苗100克，鸡蛋50克，植物油5克，调味品适量）、西芹牛柳（牛瘦肉50克，芹菜茎100克，植物油5克，调味品适量）、菠菜粉丝汤 晚餐：黑米粥（粳米40克，黑米10克）、馒头（面粉150克）、炒猪肝（猪肝50克，豌豆苗50克，植物油5克，胡椒粉、黄酒、味精、盐各适量）、芸豆炖土豆（猪瘦肉25克，芸豆100克，土豆50克，植物油5克，味精、盐各适量） 加餐：时令水果
星期四	早餐：鲜磨豆浆250毫升、鸡蛋面包、时令水果1个 午餐：米饭（粳米150克）、虾仁豆腐（内酯豆腐100克，虾仁50克，植物油5克，淀粉、味精、盐各适量）、炒青菜（新鲜蔬菜150克，植物油5克，味精、盐各适量）、糖醋带鱼 晚餐：肉菜包子（面粉150克，猪瘦肉50克，海菜150克，植物油5克，调味品适量）、紫菜鸡蛋汤（鸡蛋50克，紫菜、调味品各适量） 加餐：时令水果
星期五	早餐：虾肉馄饨（虾仁50克，菜100克，面粉100克，调味品适量）、牛奶250毫升 午餐：米饭（粳米150克）、木须肉（猪瘦肉丝30克，鸡蛋50克，植物油5克，木耳、调味品各适量）、酱焖茄子（猪瘦肉30克，茄子150克，植物油5克，大豆酱、调味品适量）、绿豆汤（绿豆、冰糖适量） 晚餐：黑米馒头（黑米面粉150克）、糖醋排骨（排骨300克，植物油5克，调味品适量）、海蛎子炖豆腐（海蛎子100克，豆腐100克，植物油5克，香菜、葱、姜、蒜、盐各少许）、银耳蛋花汤（鸡蛋50克，银耳、调味品适量） 加餐：时令水果

续表

星期六	早餐：鸡蛋薄饼（面粉150克，鸡蛋50克，植物油5克，调味品适量）、牛奶250毫升、炒绿豆芽（绿豆芽200克） 午餐：煮水饺（面100克，瘦肉80克，青菜150克，植物油5克，调味品适量）、绿豆粥（粳米50克，绿豆25克） 晚餐：红小豆饭（粳米150克，红小豆25克）、炖刀鱼（刀鱼100克，植物油5克，葱、姜、蒜、料酒、酱油、味精各适量）、炒芹菜干丝（芹菜75克，豆腐干30克，植物油5克，味精、盐各适量）、干贝豆苗汤（豌豆苗50克，鲜干贝丁30克，调味品适量） 加餐：时令水果
星期天	早餐：面包（面粉200克）、牛奶250毫升、煮鸡蛋50克 午餐：米饭（粳米150克）、孜然炒羊肉（羊肉100克，木耳2克，胡萝卜50克，植物油5克，调味品适量）、香菇烧油菜（鲜香菇50克，油菜150克，植物油5克，调味品适量）、拌小青菜 晚餐：百合粥（粳米50克，百合适量）、馒头（面粉100克）、葱爆两样（猪腰50克，猪瘦肉50克，洋葱100克，木耳2克，植物油5克，调味品适量）、青椒豆腐丝（青椒50克，豆腐皮100克，西红柿50克，植物油5克，调味品适量）、紫菜虾皮汤 加餐：时令水果

五、青春期女孩食谱

供参考的青春期女孩食谱见表6-7。

表6-7　　　　　　　　青少年周期食谱单（女）

星期一	早餐：全麦面包、鲜磨豆浆250毫升、水煮鸡蛋1个、时令水果1个 午餐：米饭100克、海带红烧肉、素什锦 晚餐：馒头或米饭80克、清蒸鲜鱼、白菜豆腐 加餐：时令水果
星期二	早餐：鲜肉烧卖、小米粥、牛奶250毫升、荷包蛋1个、时令水果1个 午餐：米饭100克、糖醋带鱼、炒素丝、香菇炒青菜 晚餐：金银卷80克、菠萝炒鸭片、什锦炒蛋、青菜虾米汤 加餐：时令水果

续表

星期三	早餐：鲜肉包、鲜磨豆浆250毫升、水煮鸡蛋1个、时令水果1个
	午餐：米饭100克、猪肝肉片、西芹虾仁、菠菜粉丝汤
	晚餐：黑米粥、馒头80克、红烧鱼块、肉末豆腐、麻酱拌菜心
	加餐：时令水果
星期四	早餐：大豆粥、蔬菜面包2个、牛奶250毫升、时令水果1个、煮鸡蛋1个
	午餐：米饭100克（粳米150克）、土豆牛肉片、菜花香菇、糖醋带鱼
	晚餐：米饭80克，烩豆腐、炒菜心、紫菜鸡蛋汤
	加餐：时令水果
星期五	早餐：炒面、煮鸡蛋1个、牛奶250毫升、时令水果1个
	午餐：米饭100克、豆腐牛肉丁、豌豆苗、西红柿鸡蛋汤
	晚餐：黑米馒头80克、糖醋排骨、炒鱼片、土豆丝
	加餐：时令水果
星期六	早餐：葱油薄饼、鲜磨豆浆250毫升、火腿煎蛋、时令水果1个
	午餐：煮水饺、麻婆豆腐、香菇油菜
	晚餐：红小豆饭、青椒炒肉、素三丝、冬瓜虾米汤
	加餐：时令水果
星期天	早餐：面包1个、牛奶250毫升、煮鸡蛋1个、时令水果1个
	午餐：米饭（粳米150克）、萝卜排骨汤、清炒荷兰豆、香菇烧油菜
	晚餐：百合粥+馒头、干烧带鱼、醋熘白菜、紫菜虾皮汤
	加餐：时令水果

第三节　体育锻炼营养指导

随着素质教育的普及，体育锻炼已经成为学生生活中必不可少的一部分，它不仅可以促进儿童的生长发育，更重要的是保证他们有强健的身体应付繁重的学习。由于学生身体机能尚未发育完全，易疲劳，因此这个时期的学生营养补充要平衡、全面，摄入充足的热量和蛋白质以保证身体生长发育、体力活动和紧张学

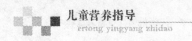
习的需要。

一、体育锻炼营养需求

（一）蛋白质

儿童时期，合成代谢旺盛，骨骼发育、肌肉增强、神经内分泌机能的完善以及体育锻炼等，都需要大量的蛋白质。儿童每天摄入的蛋白质，其来源以动物性蛋白质为主，并辅以植物性蛋白质。动物性蛋白质来自多种动物的瘦精肉及鱼类、禽蛋、乳品等，植物性蛋白质以大豆制品为主，力求蛋白质的基本组成——氨基酸尤其是必需氨基酸种类较多，有利于肝脏合成机体自身蛋白质。

（二）糖类

儿童保持旺盛的物质能量代谢，糖类是三大能源物质中最易氧化、耗氧最少的优质能源。儿童每天的需求量接近500克，参加锻炼时就会超过500克，占总能量的50%~60%。

特别提示

　　糖类的摄入应主要来自食物中的米、面和水果等，不能过分地减少主食，单一地依靠零食或巧克力等，否则对健康不利。

（三）脂肪

脂肪摄入应适当控制，在保证足量膳食的前提下，脂肪需求一般可以得到满足，糖类在体内也很容易转化成脂肪。

儿童胸廓狭小，呼吸肌力弱，肺活量小，而旺盛的代谢过程对氧气的需求较多，在锻炼中很易加剧供氧不足。

适当控制脂肪摄入，防止脂肪过剩，也是出于防止肥胖的需要。年龄越小，越应引起注意，以免造成脂肪细胞增加过多，为日后的身体肥胖留下隐患。

（四）维生素与矿物质

维生素、矿物质的摄取应达到成年人量。维生素中应突出维生素A、维生素

D、维生素C及B族维生素含量。在矿物质中要增加钙、磷、铁、锌及碘的摄入，这也是出于儿童智力发育的需要。

二、科学合理平衡膳食

（一）能量需要量供给

能量摄入平衡对儿童身体快速增长具有积极意义。每日能量摄入量应与需要量相一致。经常从事体育锻炼的儿童应综合考虑每日基础代谢、生长发育、日常生活活动及体育锻炼四个方面所需能量，最后确定每日的总能量的摄入量，这样才能保证摄入能量既能够满足儿童体育锻炼需要，又能够满足儿童正常生长发育的需要。

（二）营养素比例

在确定了每日的总能量摄入量后，并不能保证其摄入就是科学合理的，因为在对儿童的膳食营养调查中发现，儿童营养素摄入比例严重失调，表现为脂肪和蛋白质的摄入过多。营养素合理的比例应是碳水化合物约占总能量的55%～60%，脂肪占25%～28%，蛋白质占15%～18%。9～11岁儿童蛋白质的供给量应为每日70～90克，按体重计算为3克/千克。

（三）三餐摄入能量分配

一日三餐能量分配对儿童正常的生长发育是十分重要的。许多人三餐能量分配比例不合理。正确合理的一日三餐能量比例为：早餐占28%，午餐占39%，晚餐为33%。只有正确地进行一日三餐的能量分配，才能够保证学习和锻炼的能量供应。

（四）维生素供应

由于儿童正处于旺盛生长发育时期，对维生素的需求量增加，为保证儿童维生素的充足供应，应养成能生吃的蔬菜尽量生吃的习惯（维生素保持活性），每天要保证摄入250克蔬菜、250克水果，这样才能够确保维生素的供应。

（五）矿物质摄入

经常进行体育锻炼的儿童应增加矿物质的摄入量，尤其是钙、铁、锌等微量元素的摄入。这些微量元素在食物中含量较少、吸收率低、易受到其他因素的影响。在补充微量元素时应注意微量元素之间的相克关系，如钙与铁相克，即钙与铁不能同时服用，否则会造成其中一种元素的摄入不足。

供参考的体育锻炼食谱见表6-8。

表6-8 　　　　　　　　体育锻炼食谱

鲜鱼汤	原料	鲜鱼500克左右（鲤鱼、胖头鱼、鲫鱼都可），白萝卜适量，白酒、黄酒、葱、姜、盐、味精、色拉油醋各少许
	做法	（1）将色拉油少许放入锅中，烧至八分热，将鱼下锅，点少量白酒、醋烧至微黄 （2）放入葱段、姜片少许，白萝卜片，加水，大火煎至微白 （3）待汤微开，点少许黄酒、少许盐，中火煎煮，至酒味消失，待汤显白色，点少许味精即可食用
香菇鸡翅根	原料	鸡翅根500克左右，香菇适量，黄酒、酱油、葱、姜、盐、味精、色拉油各少许
	做法	（1）将香菇冲洗2～3次，直至完全洗净，将香菇浸入清水中浸泡2～3小时，到香菇微微变软即可开始烹调，香菇水留待烹调时使用 （2）将色拉油放入锅中，烧至八分热，用葱、姜炝锅，再将鸡翅根下锅，煎至微黄。放入香菇水、黄酒、酱油、盐少许中火烧制，到香菇、鸡翅根熟烂后加味精适当调味即可使用

第四节　机体保健营养指导

一、女生经期营养指导

（一）女生经期营养需求

铁质对于儿童的生长发育也很必要，在这个阶段，体内的血液容量与肌肉正大量增加，铁是合成身体血红素与肌红素的必要物质，需要充足供应。

青春期的女生因为月经每个月都会造成铁质流失，所以更需要注重补充铁质。铁质可从瘦肉、贝类食物（如牡蛎、蛤等）、豆类制品、葡萄干、红枣、南瓜子等坚果核仁、全谷类及深绿色蔬菜中获得。

（二）进食原则

1.水果有讲究

月经期间经常食用水果，可以防治发生便秘，避免盆腔充血，然而一些属性偏冷的水果却不宜在月经期间食用。月经期间适宜吃的水果有平性的苹果、无花果、草莓、西红柿等，而橘子、桃子、樱桃、枣、荔枝、龙眼、菠萝、石榴、葡萄属于温性也适宜经期食用，需要注意的是不要一次吃得过多。月经期间避免食用的水果有梨、香蕉、柿子、芒果、西瓜、猕猴桃等寒性食品。

2.温补为主

即使在酷暑盛夏季节，经期也不宜吃冷饮，而以温补为宜，如选用羊肉、鸡肉、红枣、豆腐皮、苹果、薏仁、牛奶、红糖、益母草、当归、桂圆等食品。

3.饮食禁忌

（1）宜吃清淡、味平、富含营养的食物，不宜吃刺激性强的辛辣食物，也不宜抽烟、喝酒，以免刺激血管扩张，引起月经提前和经量过多。

（2）宜吃新鲜、容易消化的食物，不宜吃生、冷、难以消化的食物。因月经期如吃生冷食物，一则有碍消化，二则易损伤人体阳气，导致经血运行不畅，造成经血过少，甚至出现痛经、闭经等。

（3）多吃润肠通便食物，如新鲜蔬菜、水果、花生仁、核桃仁、芝麻仁及油、蜂蜜等，同时也应多喝水，以帮助消化，使大便通畅。因为月经期易出现大便干结不通，以致引起盆腔和下半身充血。

供参考的女生经期调理食谱见表6-9。

表6-9　　　　　　　　　女生经期调理食谱

黑糯米粥	原料	大枣30克，桂圆10粒，黑糯米100克，红糖适量
	制作	（1）大枣洗净待用 （2）桂圆去皮洗净待用 （3）黑糯米洗净，加入大枣、桂圆、适量水煮成粥，依口味加入适量红糖即可
	作用	温肾、健脾、补血、调理经期

奶黄香粥	原料	牛奶250毫升，鸡蛋黄1个，香梨2个，粳米100克，冰糖适量
	制作	（1）梨去皮、核，切成丁，加适量的冰糖蒸15分钟 （2）鸡蛋煮熟，取黄，打碎 （3）牛奶放入洗净的粳米熬成粥状 （4）将梨丁和蛋黄放入煮好的粥中即可
	作用	清热、润燥、养血、调理经期
莲藕木耳老鸭煲	原料	鲜莲藕500克，黑木耳60克，老鸭1只，精盐、鸡精、生姜、黄酒各适量
	制作	（1）莲藕洗净，切块待用 （2）黑木耳温水泡发，择洗干净，待用 （3）老鸭洗净，加生姜、黄酒熬汤至八成熟后，放入莲藕、黑木耳煮熟后，放入适量精盐、鸡精适量即可
	作用	滋阴、清热、凉血、止血
山药栗子猪肚煲	原料	鲜山药500克，栗子50克，猪肚1个，生姜、料酒、精盐各适量
	制作	（1）鲜山药去皮，洗净，切块待用 （2）栗子去皮洗净待用 （3）猪肚用面粉或精盐反复搓洗数遍后，用水洗净切块，加生姜、料酒、清水各适量，煲至八成熟后，加山药、栗子煲熟后加适量精盐即可
	作用	健脾、和胃、益肾、调理经期
乌骨鸡汤	原料	乌骨鸡1只，当归、黄芪、茯苓各9克
	制作	将鸡洗净，去脏杂，把药放入鸡腹内用线缝合，放砂锅内煮熟，去药渣，加入调味品后食肉喝汤，分2～3次服完。月经前每天1剂，连服3～5次
	作用	健脾养心，益气养血；适用于气血不足而致月经过少，经色稀淡，头晕眼花，心悸怔忡，面色萎黄，少腹空坠，舌质淡红，脉细
归地烧羊肉	原料	羊肉500克，当归、生地各15克，干姜10克
	制作	羊肉洗净，切块，放砂锅中，加入洗净的药及酱油、盐、糖、黄酒、清水各适量，红烧至肉烂，可常服

归地烧羊肉	作用	温中补虚，益气摄血；适用于气虚所致月经量多，色淡质虚，面色无华，神疲气短，懒言，舌质淡，脉弱无力

二、少女健美营养指导

少女一进入青春期，都希望自己有一个健美的身体。因此，有的少女为了身材苗条，便节制饮食，造成能量不足、蛋白质缺乏，发育代谢减弱、面黄肌瘦，反而失去了青春的光彩，也严重损坏了身体健康。有的少女过多地吃高能量的食品，甚至乱吃补品、补药，结果造成代谢紊乱，臃肿虚胖，毫无健美可言。

少女时期正是生长发育的重要时期，身体急需各种营养物质，首先是对蛋白质需求较多，饮食上要粗细粮均食，副食上可多食用牛奶、奶制品、鸡蛋和肉类等。在少女生长发育期，钙、磷需要量也多，如摄入不足，就会影响骨骼的生长发育，以致影响身体的均匀发展，从而破坏了体形优美。

因此，日常必须多食用含磷、钙多的食品，如牛奶、鸡蛋、虾及黄豆、芝麻、菠菜等，动物肝脏、油菜、芹菜等则含铁质多，也应多吃以补充因月经丢失和造血所需要的铁质。维生素也是少女时期不可缺少的。维生素A能维持身体的正常生长发育，使人目光明亮。维生素D不足可发生轻微的佝偻病或骨质疏松症。维生素C缺乏容易出血。维生素B_1可使皮肤光滑。这些维生素多存在于动物肝脏、蛋类及鱼肝油、菠菜、红萝卜、辣椒等食品中，新鲜蔬菜和水果则含维生素C较多。

乌黑发亮的头发是健康的象征，经常吃蛋白质、维生素、矿物质含量多的食物，如水果、胡萝卜、葵花子、黄豆、花生、芝麻、豆芽、鱼肝油等，均可使人保持头发乌黑、皮肤柔润、身材匀称。

特别提示

少女时期加强营养是十分重要的，但应适当，切忌乱吃乱补，否则可造成肥胖；反之则营养不足，使人体瘦弱，影响身体发育。

因此必须做到补养和消耗的相对平衡，坚持体育锻炼，促进胃肠的消化和吸收，使全身得到更多营养，身体结实，骨骼匀称、端正，方能使身材优美。

本章习题：

1. 考试前、考试中及考试后对于营养有何要求？

2. 如何补充青春期儿童营养？

3. 如何补充青春期少女营养？

4. 体育锻炼时需要补充哪些营养？

5. 女生经期有何饮食禁忌？

6. 少女健美饮食有什么要求？

第七章

儿童缺乏营养应对指导

本章学习目标：

1. 了解儿童缺钙的表现及影响。

2. 掌握补钙常识。

3. 了解儿童缺铁的表现及危害。

4. 掌握儿童缺铁营养调理方法。

5. 了解儿童缺锌的表现及危害。

6. 掌握儿童缺锌营养调理方法。

7. 了解儿童缺碘的表现及危害。

8. 掌握儿童缺碘营养调理方法。

9. 了解儿童缺各种维生素的表现及危害。

10. 掌握儿童缺各种维生素营养调理方法。

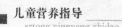
第一节　儿童缺钙营养应对指导

一、儿童缺钙的表现

（一）学龄前儿童

学龄前儿童缺钙的表现为：

（1）不易入睡，不易进入深睡状态，入睡后爱啼哭、易惊醒、多汗。

（2）阵发性腹痛、腹泻，抽筋，胸骨疼痛，X形腿、O形腿，鸡胸，指甲灰白或有白痕。

（3）厌食、偏食。

（4）白天烦躁、坐立不安。

（5）智力发育迟，说话晚。

（6）学步晚，13个月后才开始学步。

（7）出牙晚，10个月后才出牙，牙齿排列稀疏、不整齐、不紧密，牙齿呈黑尖形或锯齿形。

（8）头发稀疏，健康状况不好，容易感冒等。

（二）学龄期儿童

学龄期儿童缺钙会感到明显的生长疼，腿软、抽筋，体育课成绩不佳；乏力、烦躁、精力不集中，容易疲倦；偏食、厌食；蛀牙、牙齿发育不良、换牙迟缓；易过敏、易感冒等。

二、儿童缺钙的危害

缺钙对儿童的危害：

（1）缺钙会影响儿童体格发育。

（2）缺钙会影响儿童脑的发育。

（3）缺钙会降低儿童的免疫力。

（4）儿童缺钙易患湿疹。

（5）儿童缺钙易患哮喘。

（6）儿童缺钙可引起腹痛。

（7）缺钙可使儿童出现生长痛。

（8）严重缺钙会使儿童发生手足抽搐。

三、儿童缺钙的预防措施

（一）通过食物补充钙质

多吃钙质丰富的食品是一种简便有效的方法。其中奶和奶制品含钙量较高，且人体对其中钙的吸收率也较高。一些海产品如虾皮、海带等的含钙量也很高。此外，大豆及豆制品、各种瓜子也富含钙。

相关知识：

富含钙的食物

奶及奶制品含钙较丰富，而且吸收率高。蔬菜和豆类也是钙的较好来源，特别是绿叶蔬菜如小白菜、油菜、荠菜等，以及各类豆制品，如豆腐、豆腐干、豆奶、豆粉等，其他食品如海带、虾皮、虾米、小鱼、紫菜、木耳、芝麻酱也含较丰富的钙。需要指出的是，植物性食物内常含有植酸、草酸，会不同程度地影响钙的吸收。

含有高钙的食品主要包括以下几类：

（1）乳制品：是最有效、最安全、最科学的天然钙质的极好来源。

（2）海产品：海产品不仅含钙丰富，微量元素硒的含量也很丰富。

（3）鱼类：低脂高蛋白的特点适合儿童，而且钾、磷等含量丰富。

（4）豆制品：补钙的同时可以补充大量的蛋白质，脂肪却很少。

（5）蔬菜：含膳食纤维，过多摄入干扰钙吸收，每日摄入量达500克左右。

（6）肉、蛋类：其中的蛋白质是不可缺的，所含钙质也不少。

（二）增加日晒、加强运动

日晒可以促进体内维生素D的合成，而维生素D能促进钙结合蛋白的合成，提高钙的吸收，促使骨骼钙化。多运动有利于骨质的钙化，增强骨的密度及强度，达到预防缺钙的目的。

（三）适当补充钙制剂

在饮食方面，可以通过喝一些骨头汤来代替钙制剂。目前市场上的钙制品主要有无机酸钙和有机酸钙两种，其中有机酸钙的吸收利用比无机酸钙好。

相关知识：

补钙需要了解常识

1.人体需要钙元素量

出生6个月内每天需300毫克钙，3岁以上每天需800毫克钙，10～13岁每天需1000毫克钙，13～16岁每天需1 000毫克钙，16～18岁每天需1 000毫克钙，18岁以上每天需800毫克钙。

2.补钙时间

足月儿28天、早产儿15天就要加服维生素D，预防缺钙。婴幼儿每天所需维生素D的剂量推荐是400～600国际单位，一直持续到2岁，如果2岁时正值冬天则延长到冬天结束。

钙的吸收需要维生素D的协助，通常补充含有维生素D的钙吸收率为25%～50%。在日光照射不足的地区，儿童常常缺乏维生素D，从而影响钙的吸收和利用，引起佝偻病和钙缺乏病。可选择一些含维生素D的营养强化食品和营养补充品。

3.选择有效钙制剂

目前，市场上有很多补钙类产品，如活性钙、醋酸钙、骨髓提取物的制成品、加钙奶粉等。无论何种形式的钙，其钙吸收利用率均无显著差距。因此，无论选择何种钙制剂都可以有效地预防儿童钙缺乏症。钙制剂的好坏主要是根据含可利用钙元素的多少、溶解度和吸收率来判断。

（1）不同的钙制剂含可利用钙元素的比例：碳酸钙40%，磷酸氢钙23%，醋酸钙22.2%，枸橼酸钙21%，乳酸钙13%，葡萄糖酸钙9%。

（2）溶解度好的钙制剂相对容易吸收。溶解度由高到低排列为：左旋乳酸钙、氯化钙、氨基酸钙、枸橼酸钙、碳酸钙。

四、含钙营养健康食谱

以下提供一套含钙营养健康食谱，仅供参考，见表7-1。

表7-1　　　　　　　　　含钙营养健康食谱

菜名	类别	内容
虾皮碎菜蛋羹	原料	虾皮5克，小白菜50克，鸡蛋1个，调味品等
	制法	（1）用温水把虾皮洗净泡软，然后切得极碎 （2）小白菜洗净后略烫一下，然后也切得极碎 （3）将虾皮、菜末与打散的鸡蛋混匀，少加水 （4）加少许调味品，上锅蒸，或以微波炉加热3~5分钟
余肝肉小丸子	原料	鸡肝、鸡肉各20克，南瓜50克，半个蛋清，葱末、姜末、盐等
	制法	（1）鸡肉去筋膜与鸡肝一起切成茸 （2）加盐、葱末、姜末、半个蛋清后向一个方向搅拌 （3）南瓜切碎，下油锅略炒，添水烧开后，下入肉丸，浮起即熟
鱼泥烩烂面	原料	去骨鱼肉20克，鸡汤1碗，西红柿半个，龙须面25克
	制法	（1）西红柿去皮切小块，鱼肉加盐捣烂 （2）烧热底油，炒西红柿，然后加入鸡汤，调味 （3）待汤滚后下入面条，再开后，调小火，下入鱼泥，慢慢熬一熬，闻到鲜香味道后关火
鲜蘑炒扁豆	原料	鲜口蘑100克，鲜嫩扁豆200克，植物油15克，酱油15克，精盐3克
	制法	（1）将扁豆择掉两头的尖，撕去筋，用清水洗净；鲜口蘑去根蒂，洗净，切成小丁

续表

鲜蘑炒扁豆	制法	（2）炒锅上火，放入植物油烧热，下扁豆煸炒透，再下口蘑丁，加入酱油、精盐、水、味精调好味，用旺火快炒，熟后出锅装盘，即可食用
木耳炒黄瓜	原料	泡发黑木耳180克，虾仁20克，黄瓜80克，黄花菜50克，葱段、姜丝、精盐、植物油、香油、清汤各适量
	制法	（1）将泡发的黑木耳去蒂，洗净，沥干水分；虾仁用冷水泡软，洗净；黄瓜洗净后切成薄片 （2）炒锅用旺火烧热，加入植物油烧至六成热，下黑木耳、黄花菜、虾仁煸炒，加入精盐、清汤，烧开后加入黄瓜片、葱段、姜丝，再沸后淋上香油，出锅倒入汤盆，即成
松子核桃瘦肉汤	原料	瘦肉250克，松子仁、核桃仁、花生米各30克，调味品适量
	制法	（1）瘦肉洗净，切块；松子仁、核桃仁、花生米分别洗净 （2）全部用料放入锅内，加水适量，大火煮沸后，改文火煲1~2小时，调味后食用
小米绿豆粥	原料	小米150克，绿豆50克
	制法	（1）将小米、绿豆分别去杂质，用冷水淘洗干净 （2）锅置火上，加水适量，先放入绿豆，烧沸煮熟，再放入小米，用中火煮至豆酥米烂成黏粥，出锅即成
海米紫菜蛋汤	原料	紫菜15克，海米10克，香菜15克，鸡蛋1个，植物油、精盐、葱各适量
	制法	（1）将海米用开水泡软；鸡蛋磕入碗内搅匀；香菜择洗干净，切成小段；葱切花；紫菜撕碎，放入汤碗内 （2）炒锅上火，放入植物油，烧热，下入葱花炝锅，加入适量清水，放入海米，用小火煮片刻，放入精盐，淋入鸡蛋液，放入香菜段，倒入盛有紫菜的汤碗内即成

第二节　儿童缺铁营养应对指导

一、儿童缺铁的表现

（一）一般表现

皮肤黏膜进行性苍白，口唇、口腔黏膜、眼睑、甲床、手掌最为明显，同时伴有精神不振，对周围环境反应差，有时烦躁不安，会头昏、耳鸣、记忆力减退等不适。

（二）其他系统

1.消化系统

食欲不振、恶心、呕吐、腹泻、腹胀或便秘等现象，严重者有异食癖（吃纸屑、煤渣等）。

2.呼吸循环系统

由于缺氧，可有代偿性呼吸、心率加快，活动或哭闹后更明显，严重者可出现心脏杂音、心脏扩大甚至心力衰竭。

二、儿童缺铁的危害

儿童缺铁不仅会引起贫血，而且记忆力减退、精神不振都和铁元素缺乏有关系。儿童缺铁性贫血发病多在6个月～3岁，大多起病缓慢，不易引起注意，到就诊时多已为中度贫血。因此，掌握铁缺乏的临床表现有助于及早发现儿童的缺铁症状。

三、儿童缺铁的预防措施

（一）多吃富含铁元素食物

肝、肾、血、心、肚等动物内脏，含铁特别丰富，而且吸收率高。其次为瘦肉、蛋黄、水产品，如鱼子、虾子等动物性食物。植物性食物中，以紫菜、海带、黄豆、黑豆、豆腐、红枣、黑木耳等含铁高，但吸收率没有上述动物性食物高。植物性食物，如能同肉类或富含维生素C的蔬菜、水果共同进食，可大大促进铁的吸收。

（二）多吃富含优质蛋白质食物

富含优质蛋白质的食物，如瘦肉、蛋、鱼、鸡、坚果等，可促进铁的吸收。

（三）适当吃些富含维生素C的果蔬

富含维生素C的果蔬有辣椒、芹菜叶、柑橘、猕猴桃、西红柿、大枣及其他各种新鲜蔬菜等。维生素C可大大促进铁的吸收。

（四）食用"铁"强化食品

如强化"铁"的豆浆、奶粉、米粉、酱油盐等。这些食品在营养标签或标志上都有说明，应注意细心选择。

相关知识：

纠正儿童贫血饮食法则

1.注意添加铁含量高的食物

叶菜类含铁量较高，其中最高的是油菜，其次是荠菜和苋菜。动物肝脏和血液的铁含量最高；鸡蛋中的铁主要集中在蛋黄部分，含量和畜禽肉差不多。

2.吸收得好不好

补铁单纯看食物中铁含量还不够，如果吸收率低，即使食物中铁含量很高，补铁效果也不会太好。动物肝脏、血液、畜禽肉、鱼肉和蛋黄中的铁吃了很容易吸收，补铁效果很好。蔬菜和奶类中的铁，吃了能吸收的却比较少，补铁效果不太好。

3.辅食添加及时合理

（1）6个月时，母乳和牛奶已经不能完全满足身体生长发育的需要了，必须添加辅食。

（2）从6个月开始，要加煮鸡蛋黄，从每天1/4个开始，逐渐加到1/3、1/2、3/4，直到每天一个煮鸡蛋。

（3）从8个月开始加瘦肉末、肝泥、鱼肉茸、动物血，也是从少到多，逐渐增加。

（4）蔬菜是6个月后必需的食物，叶菜用开水焯过，可以去除其中大部分草酸，有利于铁的吸收。

4.维生素C是好搭档

在补充铁含量高的食物的同时，多吃一些含丰富维生素C的水果，对提高铁的吸收率特别有好处，吸收率可以提高好几倍。猕猴桃、鲜枣、柑橘等都是富含维生素C的水果。

5.烹调方法有讲究

发酵食品中的铁比较容易吸收，因此馒头、发糕、面包要比面条、烙饼、米饭更适合儿童吃。

四、儿童缺铁营养食谱

在这里，提供一套含铁营养健康食谱，仅供参考，见表7-2和表7-3。

表7-2　　　　　　　　含铁营养儿童健康食谱

碎菜牛肉	原料	牛瘦肉150克，胡萝卜75克，葱头75克，西红柿150克，油40克
	制法	（1）将牛肉洗净，放入开水中煮透，切碎。将胡萝卜切碎，用开水煮软 （2）葱头、西红柿，分别收拾干净，切碎 （3）锅上火，放入油烧热，然后放入葱头，搅拌均匀稍炒，再将胡萝卜末、西红柿及碎牛肉放入锅内，用微火煮烂，出锅即可
肉末拌芹菜	原料	猪瘦肉250克，芹菜100克，食用植物油5克，精盐5克，料酒8克，葱末、姜末各少许

肉末拌芹菜	制法	（1）将猪肉洗净，剁碎成末。芹菜择洗干净，切成碎末，用开水焯一下 （2）炒锅置火上加油，至六成热，先下肉末加酱油，再下芹菜末，加入盐，炒熟即成
红白豆腐	原料	豆腐250克，鸡血豆腐100克，油菜50克，香菜25克，花生油50克，酱油10克，盐3克，葱花8克，花椒水10克，湿淀粉15克，鲜汤适量
	制法	（1）将白豆腐、鸡血豆腐分别切成1厘米见方的小丁，放入开水中浸烫一下，取出，控去水分 （2）油菜择洗干净，切成小段；香菜洗净，切末 （3）锅置火上，放入花生油，烧至七八成热，用葱花炝锅，出香味后，烹入酱油，加鲜汤、盐、油菜段，烧开后，放入白豆腐丁、鸡血豆腐丁，改用小火烧5～7分钟，加入花椒水，用湿淀粉勾芡，撒上香菜末即成
鱼香海带	原料	水发海带200克，精盐2克，葱末5克，白糖15克，姜末10克，酱油5克，蒜泥5克，醋10克，泡辣椒末5克，豆瓣辣酱5克，黄酒10克，湿淀粉5克，食油60克
	制法	（1）将海带洗净，切成丝。取小碗1只，放入白糖、精盐、酱油、醋、黄酒、湿淀粉和水，调成卤汁 （2）锅放炉火上，放入食油烧热，投入葱末、姜末、蒜泥、豆瓣辣酱、泡辣椒末煸炒，待炒出香味时，加入海带丝翻炒，并将碗中调好的卤汁倒在海带上，炒拌均匀即成
核桃鸡花	原料	鸡脯肉250克，核桃仁100克，辣椒、蛋清各1个，鸡汤、葱、姜、白糖、盐、淀粉、酱油、花生油各适量
	制法	（1）将鸡脯肉洗净，切成3厘米见方的块；核桃仁用热水浸泡，剥去外皮；辣椒切成小片；用鸡汤、葱、姜、白糖、盐、酱油兑成汁 （2）炒锅上火，放油烧至四成热，把鸡肉用蛋清、淀粉上浆，放入油锅中滑炒一下，捞出，沥油 （3）锅留底油，烧热后煸炒辣椒片，倒入滑过的鸡肉、核桃仁，再倒入兑好的汁，翻炒均匀，烧开即成

表7-3　　　　　　　　　　　缺铁性贫血营养健康食谱

猪肝瘦肉粥	原料	鲜猪肝50克，鲜瘦猪肉50克，大米50克，油15毫升，盐少许
	制法	将猪肝、瘦肉洗净，剁碎，加油、盐拌匀；将大米洗干净，放入锅中，加清水适量，煮至粥将熟时加入拌好的猪肝、瘦肉，再煮至肉、肝熟即可
	用法	每日1剂或隔日1剂，一次或分两次食完，可长期食用
菠菜猪肝汤	原料	鲜菠菜200克，猪肝100克，油15毫升，盐少许
	制法	将菠菜洗净，切碎；猪肝切成小薄片，用油、盐拌匀备用；锅中加清水500毫升，煮沸后加入菠菜及猪肝，煮至猪肝熟即可
	用法	喝汤，食菠菜及猪肝。每日1剂。一次食完，可长期食用
芝麻糊	原料	黑芝麻、花生仁（连衣）各若干，白糖15克
	制法	将芝麻、花生仁洗净，放入炒锅中炒熟，研成粉末，每次各取15克，加入热开水120～150毫升，调成糊状，再加入白糖调味即可
	用法	趁温食用。每日1剂，一次食完，可长期食用
参枣莲子粥	原料	党参15克，红枣20克，莲子30克，粳米或大米30克
	制法	将党参切成片，红枣洗净，剖开去核，莲子打碎。将粳米淘洗干净，与党参、红枣、莲子一起放入锅中，加清水适量，煮至米烂熟即可
	用法	婴幼儿食粥浆，儿童食粥及红枣，每日1剂，分两次食完，食至贫血痊愈
黑枣桂圆糖水	原料	黑枣20克，桂圆肉10克，红糖25克
	制法	将黑枣、桂圆肉洗净，放入锅中，加清水500毫升，再加入红糖调匀，煮熟或隔水炖40分钟即可
	用法	趁热饮糖水，食枣及桂圆肉。每日1剂，一次食完，可长期食用

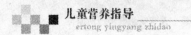

第三节　儿童缺锌营养应对指导

一、儿童缺锌的表现

儿童缺锌表现主要包括以下几点：

（1）食欲降低，出现味觉异常，喜食非营养物质，如煤渣、泥土等。

（2）生长发育迟缓，身高增长值明显地低于营养状况好的儿童，同时伴有缺铁性贫血。

（3）抵抗力差，易患上呼吸道感染、慢性腹泻等。

（4）注意力不集中，自我控制力差，多动。

（5）头发枯黄易断，创伤不易愈合，易患皮肤病。

（6）视觉黑暗适应能力差，生殖器官发育异常。

二、儿童缺锌的危害

（一）影响生长发育

缺锌会影响生长的基础——细胞分化的速度，细胞生长分化的速度减慢，生长也就缓慢，严重缺锌儿童甚至会出现缺锌性侏儒症。缺锌使食欲降低，减少食物的摄入，营养物质满足不了生长发育的需要，导致生长发育的缓慢，影响软骨生成、骨骼钙化及头发的生长等。

（二）免疫力降低

缺锌会影响免疫系统，造成免疫系统清除病菌的能力下降，保护身体的屏障容易被病菌入侵，从而造成免疫功能下降，容易受到外界感染，特别是容易反复感冒。

（三）智力发育

锌是大脑学习记忆功能区的重要组成成分，缺锌会对儿童大脑的发育形成不可挽回的损伤。

（四）食欲降低

锌是形成味觉的重要元素，缺锌会导致味觉迟钝，对食物美味不敏感，更没有食欲，食量下降，严重影响儿童的生长和发育。

（五）皮肤疾病

很多儿童的伤口不易愈合，发生反复性的口腔溃疡，这些都与缺锌有关。通过补锌可以提高皮肤再生能力，加快伤口愈合速度，减少皮肤炎症、疱疹、皮疹等皮肤疾病。

（六）视力危害

如果缺锌会影响在黑暗环境中的适应能力。锌也参与维生素A的代谢，维生素A是维护正常视力功能的重要物质。如果缺锌，维生素A就不能正常发挥作用，从而影响视力功能。

三、儿童缺锌产生原因

锌缺乏症是人体长期缺乏微量元素锌所引起的营养缺乏病。

（1）摄入不足。母乳初乳中含锌量比成熟乳高，出生后未吃到初乳或母乳不足又未及时添加含锌辅食；饮食不合理，如米面类食物过多、动物性蛋白质太少，养成偏食、挑食坏习惯。

（2）儿童生长发育迅速，需要量增加，患病时消耗增加。

（3）慢性肠炎等消化道疾病影响锌的吸收利用。

四、儿童缺锌的预防措施

要随儿童年龄增长及时合理添加辅食，如海产品（牡蛎、扇贝）、蛋黄、瘦肉、鱼、动物内脏、豆类及坚果类含锌较丰富，要多摄入这些食物。可以选择使用含锌较多的营养强化食品和营养补充品。现市售有多种强化锌的食品，要注意其锌含量，长期食用多种强化锌的食品，锌摄入量过多可致急性锌中毒，主要表现为呕吐、腹泻等胃肠道症状。

相关知识：

儿童缺锌食疗方法

1.三豆粥

取绿豆、黑豆和赤豆适量，加少许米洗净后同煮，煮烂后加入糖或盐调味便成。

2.猪胰泥

将猪胰脏洗净切开后，用刀转刮成泥状，再加入少量油、盐、生粉和味精等调味品拌和，蒸熟即可食用。

3.栗子糊

将适量栗子肉研成粉末，加水及糖，或加入少许米粒煮成稀糊状即可。

4.苹果泥（汁）

将苹果用水洗净后削皮，再用汤匙轻轻将苹果刮成泥便成苹果泥，也可以蒸熟后再食用，如再用水煎煮取汁便成苹果汁。

五、儿童缺锌营养食谱

在这里提供一套含锌营养健康食谱，仅供参考，见表7-4。

表7-4　　　　　　　　含锌营养健康食谱

银杏鲜贝	原料	鲜贝150克，白果15克，鸡蛋（用蛋清）1个，黄酒5克，葱、姜汁、细盐、味精各适量，生粉、香油各少许，葱段15克
	制法	（1）将鲜贝用葱、姜汁、清水浸泡1小时（以去腥且吸水后质地更细嫩），然后沥干水，用布吸干表面水分，加细盐、味精、半个蛋清、干生粉、拌匀上浆，放在低温处涨1小时 （2）将白果壳敲碎除去，放入热油锅炸熟，呈翠绿色、半透明时捞出，剥去薄衣，擦净或洗净，待用 （3）烧热锅，用冷油滑锅后倒出，加猪油，烧至油三成热时，把上浆鲜贝投入划散，至变色，即将白果仁放入，炒匀，一起倒出沥油

续表

银杏鲜贝	制法	（4）原锅内留少许油，放葱段煸香，烹入黄酒，加鲜汤2匙及细盐、味精、烧沸后，下湿生粉勾芡，再放入鲜贝和白果仁，翻炒均匀，淋上香油增香即成
拌蛤蜊	原料	蛤蜊肉150克，青笋200克，香油、蒜泥、醋、盐各适量
	制法	（1）将鲜蛤蜊浸养，使之吐净泥沙后，用刀从开口处撬开，剥去壳，取出蛤蜊肉，削除肉头，片去黑心，用盐水洗净，从中间片为两片薄片，在开水锅中焯烫2分钟，焯的时间不要太长，但要烫熟，捞出，用凉开水过凉，沥去水 （2）青笋去皮，洗净切成薄片，也用开水烫熟 （3）把焯烫的笋片放在盘中垫底，上面整齐地排放蛤蜊肉片，用香油、蒜泥、醋、盐调成酸辣汁，浇上即成，吃时拌匀
西红柿酿肉	原料	西红柿100克（2个），猪肉末50克，绿叶蔬菜50克，植物油5克，淀粉10克，精盐5克，姜汁3克，葱花5克
	制法	（1）把2个西红柿洗净，挖去茄蒂，拿出子和心（留下待用） （2）将肉末和适量的淀粉、姜汁、葱花和少量水搅匀，装入西红柿中，放在笼屉中蒸10分钟左右，拿出 （3）把绿叶菜洗净，切成块，锅内加油烧热，菜入锅内炒熟，加入挖出的西红柿汁，倒入盘底铺平。把蒸好的西红柿放在青菜上，即可食用
一品鲜贝	原料	鲜贝500克，面粉5克，色拉油20克，生姜水10克，料酒15克，盐5克，湿淀粉10克，蛋清6个，火腿50克，生菜25克，鸡汤适量
	制法	（1）鲜贝洗净、控水，剁成泥茸，加生姜水，调成稠糊状，搅上劲，加入盐、料酒、3个蛋清调匀，再加入色拉油及淀粉搅拌均匀，待用 （2）将调制好的鲜贝泥放入大盘内摊平，盘四周用一张油纸抹上少许油，上蒸锅蒸10分钟，取出 （3）3个鸡蛋清打入盘中，搅拌起泡后，加入面粉调匀 （4）将蒸好的鲜贝换盘，抹蛋泡糊，用火腿、生菜叶组成图案，入蒸锅蒸1分钟后，取出 （5）炒勺内倒入鸡汤，加入生姜水、盐，烧开，放入湿淀粉勾芡，浇在鲜贝上即成

| 烩海蛎 | 原料 | 海蛎肉300克，水发木耳30克，青笋50克，植物油、酱油、盐、葱、姜、鸡汤适量 |
| | 制法 | （1）将海蛎肉择洗干净，大的切开，放入开水锅中烫至七成熟，捞出沥水，放在碗内
（2）水发木耳洗净掰开；青笋削去皮，洗净切片，放在开水锅中焯熟，沥水，放在海蛎肉碗内；葱、姜洗净，切成末
（3）炒锅上火，放油、煸炒葱、姜出香味后，放入鸡汤、酱油、盐、烧开，调匀成味汁，将海蛎肉、木耳、青笋倒入锅内，撒上葱、姜末，加盖稍焖片刻，拌匀后装盘即可 |

第四节　儿童缺碘营养应对指导

一、儿童缺碘的表现

（一）精神发育迟滞

轻者具有基本学习、生活自理能力；重者则在学习、生活方面均有困难，不能自理。

（二）神经运动功能障碍

（1）走路不稳、拖步、鸭步，两腿呈剪刀样交叉，有的不能站立、畸形，甚至瘫痪。

（2）呈轻度屈曲前倾体态，做被动运动时显示强直，类帕金森氏病表现，但没有阵挛。

（三）性发育落后

（1）神经型患者仅少数有性发育落后，表现为外生殖器及第二性征发育迟缓；女性月经初潮晚，且常不规则、量少，但以后可以发育成熟，大多能结婚并生育。

（2）黏液型患者性发育落后十分显著，男性睾丸小、有隐睾，第二性征差，阴毛、腋毛等都少；女性月经少、不规则，乳房发育差，甚至不能结婚、生育。

（四）克汀病面容

因甲状腺机能减退，随着整体发育落后，面部五官发育落后，表现为头大额短、面方；眼裂呈水平状，眼距宽；塌鼻梁、鼻翼肥厚、鼻孔朝前；唇厚、舌方、流涎、耳大、耳壳特别软，表情呆滞。

（五）体格矮小

身高不同程度矮小，四肢及颈部较短，骨龄落后，肌肉不发达，为黏液型患者体格发育的主要特点。

（六）伴甲状腺肿大

黏液型患者神经损伤较轻，可无甲状腺肿大。神经型患者神经损伤较黏液型患者重，可有甲状腺肿大。

二、儿童缺碘的危害

胎儿严重碘缺乏造成大脑发育不可逆的损害，其严重后果就是克汀病；新生儿碘缺乏的危害主要是引起先天性甲状腺机能低下症（先甲低）检出率的升高。碘缺乏的危害有不同于其他疾病智力损害的三个特点。

（1）隐蔽性。受害的人群和个体没有任何感觉，智力损害在不知不觉中发生。

（2）碘缺乏不管严重程度如何都可能会损害智力，只是智力受损的程度不同。

（3）碘缺乏危害的地区和人群非常广泛和众多。

三、儿童缺碘的预防措施

（一）食用加碘盐

食用加碘盐是目前国际医学界普遍接受的安全补碘方式。在购买食盐时，务必购买小塑料袋包装、贴有碘盐标志的碘盐，随吃随买。炒菜、做汤待做熟出锅时放盐效果最好，不要用油炒碘盐。另外，食盐要装入有盖的棕色玻璃瓶或瓷缸内，存放在阴凉、干燥、远离炉火的地方。

（二）增加富含碘的食物

海带是最富碘的食品，其含碘量是同等重量的加碘盐的十几倍，每月吃一两次即可满足碘的需要。其他如海鱼、海藻类及瘦肉、家禽、乳制品、蕈类含碘也很丰富。

四、儿童缺碘营养食谱

以下提供一套含碘营养健康食谱，仅供参考，见表7-5。

表7-5 含碘营养健康食谱

海带炖肉	原料	瘦猪肉400克，水发海带600克，料酒5克，精盐4克，大蒜2瓣，葱段15克，姜片7克，香油8克
	制法	（1）发好的海带择洗干净，切成小丁，放在蒸锅里蒸半个小时，再用清水泡上一夜。将肉洗净，切成小丁；葱择干净，切成段；姜切片 （2）香油放入锅内，下入白糖炒成糖色，投入肉丁、葱段、姜片煸炒，至肉金黄时，加入酱油、精盐、料酒，略炒一下，加入水（以漫过肉为度），用大火烧开后，转微火炖至八成烂，倒入海带，再一同炖10分钟左右，海带入味即成
紫菜肉丝蛋花汤	原料	紫菜、淀粉、瘦肉、糖、盐各适量
	制法	（1）把紫菜浸泡洗净，沥干水，鸡蛋去壳打匀，瘦肉切丝，用糖、盐、淀粉拌匀 （2）锅中加入清水4碗，煮滚后放入紫菜，文火煮10分钟，加入肉丝。待肉丝煮熟后加入鸡蛋，最后再加入盐调味
紫菜豆腐羹	原料	紫菜（干）40克，豆腐300克，西红柿100克，盐2克，小米面10克
	制法	（1）紫菜先用不下油的白锅略烘，再洗干净，用清水浸开，再用沸水煮一会儿，拭干水分，剪成粗条 （2）豆腐切成小方粒，备用 （3）西红柿切成小块，烧热锅，加油约2汤匙，放入西红柿略炒，加入水，待沸后，再加入豆腐粒与紫菜条同煮 （4）以1汤匙小米面混合半碗水，加入煮沸的紫菜汤内，加盐调味，便可关火进食

紫菜蛋卷	原料	紫菜1张，猪瘦肉馅100克，鸡蛋2个（取蛋液），韭菜末25克，植物油、葱末、姜末、水淀粉、盐、料酒、香油各适量
	制法	（1）将猪肉馅加盐、蛋液、水淀粉、料酒、香油、韭菜末、葱末、姜末做成猪肉韭菜馅 （2）将鸡蛋液放进油锅摊成圆形蛋皮，平放在干净案板上 （3）把猪肉韭菜馅抹在蛋皮上，放一张紫菜。再放一层猪肉韭菜馅抹平，制成一个蛋卷，入蒸锅里隔水蒸约30分钟至熟透后切成小段入盘即可
肉丝炒疙瘩	原料	面粉500克，油菜150克，牛肉100克，香油1大匙，碘盐、酱油、醋各1小匙
	制法	（1）将面粉加水和成面团后切成比黄豆粒略大的面疙瘩 （2）向锅内倒入水，烧沸后倒入面疙瘩并用饭勺搅动，待沸后再煮5~6分钟，然后捞出，过凉沥干 （3）将牛肉洗净，顺着肉纹切成丝，油菜择洗干净 （4）起锅热油，放入牛肉丝略炒，加入酱油、醋、碘盐，放入煮好的疙瘩翻炒，最后加入油菜，淋香油即成

第五节　儿童缺维生素A营养应对指导

一、儿童缺维生素A的表现

（1）营养不良、慢性腹泻、慢性痢疾、麻疹后长期忌嘴，畏光、不明眨眼等合并症。

（2）年长儿皮肤会有干燥、毛囊角化等改变。

（3）患先天性胆道梗阻、肝炎综合征，若并发肺炎则可在短时间内出现眼干燥症。

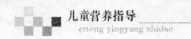
儿童营养指导
ertong yingyang zhidao

二、儿童缺维生素A的危害

缺乏维生素A会导致儿童皮肤变得粗糙、干涩，浑身起小疙瘩，形同鸡皮；头发稀疏、干枯、缺乏光泽，指甲变脆、形状改变。

眼睛结膜与角膜也可能发生病变，轻者眼干、畏光、夜盲，重者黑眼仁混浊、溃疡形成，更严重时可能会导致穿孔而失明。

三、儿童缺维生素A的预防措施

（一）饮食调整

1.蔬果

日常可以多吃些绿叶菜类、黄色菜类以及黄、红色水果类，维生素A含量较丰富的有菠菜、苜蓿、豌豆苗、红心甜薯、胡萝卜、青椒、南瓜等。

2.动物性食物

来自于动物性食物的维生素A是能够直接被人体利用的维生素A，主要存在于动物肝脏、奶和奶制品（未脱脂奶）、禽蛋中。

（二）药物治疗

症状明显的人群可以服用高含量的维生素A滴丸或胶囊。目前市场上有β-胡萝卜素和深海藻中提取的天然维生素A，预防皮肤粗糙、眼睛疾病、感冒、肿瘤、心血管疾病，对改善生殖功能、生长发育都有很大的帮助。

四、儿童缺维生素A营养食谱

以下提供一套含维生素A营养健康食谱，仅供参考，见表7-6。

表7-6　　　　　　　　含维生素A营养健康食谱

韭菜炒虾丝	原料	鲜大虾肉300克，鲜韭菜150克，植物油20克，香油5克，酱油5克，精盐3克，味精3克，料酒5克，葱20克，姜10克，高汤30克
	制法	（1）将虾肉洗净，沥干水分，从脊背片开，不要片断，抽去虾肠，摊开切成细丝 （2）把韭菜洗净，沥干水分，切成2厘米长的段；葱洗净切丝；姜去皮洗净，切丝

续表

韭菜炒虾丝	制法	（3）炒锅上火，放入植物油烧热，下葱、姜丝炝锅，炸出香味后，下入虾丝煸炒2～3分钟，烹入料酒，加入酱油、精盐、高汤，稍炒，放入韭菜段，用急火炒4～5分钟，淋入香油，加入味精，盛盘内即成
甜椒里脊片	原料	猪里脊肉200克，大甜椒100克，植物油30克，葱末、姜末、精盐、料酒、水淀粉各适量
	制法	（1）将甜椒去蒂、去子，洗净，切成片；猪肉洗净，切成3厘米长、2厘米宽、0.3厘米厚的薄片，放入碗内，加入精盐、水淀粉拌匀，备用 （2）炒锅上火，放入植物油烧热，下入猪肉片，用中火炒至肉变色时，盛入盘中；随即将甜椒片、葱末、姜末放入锅内，略炒几下后，再将肉片倒入，加料酒拌炒，加入精盐、水，翻炒均匀，淀粉勾芡，出锅装盘即成
胡萝卜扁豆红枣汤	原料	胡萝卜100克，白扁豆20克，红枣6枚
	制法	（1）将胡萝卜、白扁豆、红枣分别洗净 （2）胡萝卜削皮后切成1厘米见方的丁，与白扁豆、红枣同放入砂锅中，加适量水，大火煮开后，改用小火煨煮，至白扁豆酥烂、汤稍稠时即成。可作甜食，也可加盐调味
西蓝花炒面	原料	西蓝花1株，火腿肉片100克，意大利面（或鸡蛋挂面）300克，鸡蛋1个，奶酪粉5大勺，冰激凌粉1／2杯
	制法	（1）鸡蛋、奶酪粉、冰激凌粉混合搅拌均匀 （2）将西蓝花切成大小相同的块，煮熟；热水中加少许盐，将意大利面煮熟 （3）锅中倒入少许油，将火腿肉片、西蓝花、意大利面一起略炒。将炒好后的面放入混合的鸡蛋糊中，搅拌混匀即可

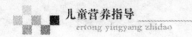

第六节　儿童缺维生素B营养应对指导

一、儿童缺维生素B的表现

(一) 维生素 B_1 缺乏

婴儿型脚气病，多发生于数个月的婴儿，发病急、突然，比成人型难以捉摸，以心血管症状占优势。维生素 B_1 缺乏的表现见表7-7。

表7-7　　　　　　　　　　　维生素 B_1 缺乏的表现

序号	类别	具体表现
1	消化系统	发病初期主要表现为消化系统症状，如食欲不振、厌食、恶心、呕吐、大便不畅，有时腹胀、便秘、腹痛或腹泻
2	神经系统	(1) 发作型哭叫似腹痛状，烦躁不安，前囟饱满，头后仰 (2) 严重者可发生脑充血、颅内高压、昏迷而死亡 (3) 四肢无力，其后症状加重，同时足趾的背屈运动受限 (4) 软腭反射障碍，吃奶出现呛咳，吞咽困难 (5) 累及喉返神经时则发音嘶哑。后期出现颅内压增高或前囟饱满，神志不清等
3	心血管	出现心悸、心动过速，婴儿可出现奔马律，呼吸困难，晚期出现发绀，心脏扩大，心力衰竭

(二) 维生素 B_2 缺乏

(1) 口角炎：口角乳（湿）白及开裂。

(2) 唇炎：多见下唇微肿、脱屑及色素沉着。

(3) 舌炎：舌中部有红斑，舌肿胀、青紫色，并可出现皱褶裂纹。

(4) 阴囊皮炎：阴囊两侧出现对称性红斑，边缘清晰，覆盖黄色或褐色鳞屑、痂。

（5）脂溢性皮炎：多见于鼻翼两侧。

（6）眼部症状：睑缘炎、角膜血管增生、畏光等。

二、儿童缺维生素B的危害

维生素B是推动体内代谢，把糖、脂肪、蛋白质等转化成能量时不可缺少的物质。如果缺少维生素B，则细胞功能马上降低，引起代谢障碍，儿童会出现怠滞和食欲不振。

（1）儿童缺乏维生素B_1时，会影响身体组织的能量供应，从而降低心脏、肌肉的收缩力和神经系统的传导性。

（2）儿童缺乏维生素B_2时，可能造成发育不良。

（3）儿童缺乏维生素B_6时，神经系统肯定会受到影响，导致神经中枢系统发育缓慢，容易惊厥，体重停止增长，低血素贫血等。

相关知识：

维生素B_1缺乏原因

1.摄入不足

膳食中维生素B_1含量不足为常见原因。人乳硫胺素含量明显较牛乳低，但足够供给婴儿生长需要。当乳母膳食中缺乏维生素B_1，且单纯靠母乳喂养未加辅食，婴儿即可患病；长期食用精制米、面，洗米、煮饭、煮菜过程中维生素B_1丧失、破坏；某些鱼类、贝类含有破坏维生素B_1的酶，长期喜食生鱼、贝类者易患本病。

2.吸收障碍

慢性消化紊乱、长期腹泻等引起吸收障碍，导致缺乏。

3.需求量增加

儿童生长发育迅速，需要量相对较多；长期发热、感染、手术后、甲状腺功能亢进等，因代谢旺盛、消耗增加，对维生素B_1需要量也增加，若不及时补充，易引起缺乏。

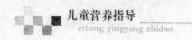

三、儿童缺维生素B的预防措施

（一）儿童缺维生素 B_1 预防措施

（1）不要经常给儿童吃精米精面，常吃精米精面会增加体内维生素 B_1 的消耗，加重体内缺乏维生素 B_1。应尽量少给儿童吃水捞饭，有助于减少维生素 B_1 的丢失。

（2）不要过分淘洗米，不要用流动的水冲洗米或把米在水中浸泡过久，更不要用手用力搓洗。淘米时水温不要过高，更不要用热水烫洗。煮粥时不要加碱，采用蒸或煮的烹调方法会大大避免维生素 B_1 被破坏。

（3）尽量少吃糖果，可避免维生素 B_1 的消耗。

（4）每天保证给儿童食用一些富含维生素 B_1 的食物，如瘦肉、豆制品等。

（5）洗菜时不要过度浸泡蔬菜，做汤时最好等到水开后再下菜，且不要煮得时间太长。

（6）面粉尽量采用蒸或烙的方法，如把面粉做成馒头、面包、包子、烙饼，少做油炸面食。

（7）给儿童做鱼时最好在表面上挂糊，不要直接用油炸，避免维生素 B_1 被严重破坏。

（8）给儿童吃红烧或清炖的肉、鱼时，最好让儿童连汤带汁一同吃，保证维生素 B_1 的摄取。

（9）不要用急火爆炒或油炸肉类，尽量炒着吃。蛋类最好蒸成蛋羹或煮着吃。

（10）玉米面中维生素 B_1 非常容易被破坏，如果把玉米面做成玉米粥、窝窝头，或用饼铛贴玉米饼，就能保证其中的维生素 B_1 不被破坏。

（二）儿童缺维生素 B_2 预防措施

（1）不要让儿童挑食偏食。

（2）在冬春干燥季节或儿童长期发烧、患胃肠疾病、发生腹泻或消化不良、厌食、结核病等情况下，维生素 B_2 的消耗会增加。如在医生指导下，可以适当补充多种维生素或维生素 B_2。

（3）注意粗细粮搭配，荤素兼食，给儿童多吃富含维生素 B_2 的食物。

（4）维生素 B_2 对光线特别敏感，特别是紫外线，因此不要把食物放在阳光照射的地方。

四、儿童缺维生素B营养食谱

在这里提供一套含维生素B_1和维生素B_2营养健康食谱，仅供参考，见表7-8和表7-9。

表7-8 含维生素B_1营养健康食谱

婴儿粳米粉	原料	粳米粉、牛奶各适量
	制法	（1）1份粳米粉加3~4份牛奶或水，或用婴儿配方奶粉加水，混合均匀 （2）放入小锅内，上火煮开至熟即成。其用量和稀稠度可因婴儿大小食量而有所改变
牛奶玉米粥	原料	牛奶250克，玉米面50克，鲜奶油10克，黄油5克，精盐2克，肉豆蔻少许
	制法	（1）将牛奶倒入锅内，加入少许精盐和碎肉豆蔻，用文火煮开，撒上玉米面，用文火再煮3~5分钟，并用勺不停搅拌，直到变稠 （2）将粥盛入碗内，加入黄油和鲜奶油，搅匀，晾凉后即可喂婴儿食用
烂面条糊	原料	细面条50克，黄油7.5克，精盐少许，水适量
	制法	（1）锅上火，加入适量水烧开，加入少许精盐，下入面条用中火煮至熟透捞出沥水 （2）将沥过水的面条装入搅拌机中，加入黄油搅烂，盛入小碗中即可食用
鸡蛋面条	原料	煮熟切碎的细面条50克，洗净切碎的葱头10克，切碎的西红柿5克，鸡蛋半个，黄油、肉汤、精盐各少许
	制法	（1）将锅置火上，放入黄油熬至溶化，下入葱头略炒片刻，再放入面条、肉汤和精盐一起煮 （2）将鸡蛋液调匀，倒入锅内与面条混合均匀后，盛入碗内，上笼蒸5分钟，再把碎西红柿放在面条上即成
豆浆小米粥	原料	黄豆250克，小米500克，水适量

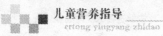

儿童营养指导
ertong yingyang zhidao

续表

豆浆小米粥	制法	（1）将黄豆、小米分别择去杂质，放入盆内用冷水浸泡2~3小时，然后磨成稀浆，过滤去渣取汁，盛入盆内 （2）锅内加适量水烧沸，把滤好的浆汁下入锅内，边下边搅，煮沸即成
燕麦米粥	原料	粳米500克，燕麦片200克
	制法	（1）粳米淘洗后，入锅加水煮沸，改用中小火煮至米粒开花 （2）加入燕麦片继续熬煮至米粒、燕麦片软烂成粥

表7-9　　　　　　　　　含维生素B₂营养健康食谱

豆腐蛋黄糊	原料	豆腐20克，鸡蛋黄1个，肉汤适量，精盐少许
	制法	（1）将鸡蛋洗净，放入冷水锅内，上火烧开煮熟，取出用冷水投凉，剥去蛋壳，除去蛋白，取其蛋黄，加入精盐研碎 （2）将豆腐放入锅内，加入少量肉汤，边煮边用勺子将豆腐研碎，煮开后下入蛋黄末，稍煮出锅即成
芹菜泥	原料	芹菜适量
	制法	（1）将芹菜去掉叶子，切去根部，去掉茎上的筋，选用嫩梗切成小段，放入蒸锅内蒸18~20分钟。如用微波炉制作，不用加水，盖严，中火加热10~12分钟 （2）用食品加工器制成泥，即可佐餐食用
芹菜蛋汤	原料	芹菜2根，鸡蛋1个，核桃仁1/4杯，牛奶半杯，鸡汤1杯，面粉2汤匙，小葱1根，食用植物油半汤匙，奶油1汤匙
	制法	（1）把核桃仁打碎，放入碗内，加入牛奶搅拌成糊，放置20分钟。葱与芹菜均择洗干净，分别切成细末 （2）锅内放入食用植物油，烧热后先加入葱末炒1分钟后，再加芹菜末炒2分钟，再放入面粉炒2分钟，然后加入鸡汤、牛奶糊，用小火炖10分钟，使其变稠 （3）另取一碗，将鸡蛋打入，倒入奶油混合打匀，加一点热汤使其变温，全部倒入锅中，与锅内鸡汤、牛奶糊、芹菜拌匀，用小火烧煮2~3分钟，当出现泡泡时即可停火盛出
紫菜肉蛋糕	原料	紫菜100克，猪肉100克，鸡蛋2个，油、精盐、味精、酱油、葱花、姜末各适量

紫菜肉蛋糕	制法	（1）将紫菜泡发，去杂质洗净。猪肉洗净，剁成肉泥，放入盆中，加入精盐、味精、葱花、姜末、酱油拌匀成馅 （2）将鸡蛋磕入碗内，用筷子打散搅匀，放入擦油的锅内，摊成一个大蛋皮 （3）将鸡蛋皮摊开，撒上紫菜和肉馅，卷成卷，放在盘内，上笼蒸40分钟，出笼切成小段，即可食用
紫菜烩面	原料	面粉500克，紫菜30克，鸡蛋2个，口蘑50克，熟鸡肉100克，绿叶蔬菜100克，精盐、鲜汤适量
	制法	（1）口蘑、熟鸡肉分别切成指甲片状；紫菜用温水洗净；鸡蛋打散入锅摊成鸡蛋片，并切成丝；蔬菜择洗干净，切成段 （2）面粉加水调制成团，盖上湿布饧15分钟，然后将面团擀成薄片，切成菱形面片 （3）面片放入沸水中煮熟，捞出，放入冷水中漂凉 （4）锅内加鲜汤烧沸，加精盐调味，下口蘑、鸡肉片、紫菜、蛋皮丝烩煮10分钟，再下面片烩煮5分钟，快起锅时加入蔬菜稍煮片刻，起锅即成

第七节　儿童缺维生素C营养应对指导

一、儿童缺维生素C的表现

维生素C是一种水溶性维生素，来源于植物性食物（如蔬菜、水果中含量较高），体内很少储存。当其摄入量不足时，很快就会有缺乏症的表现。具体表现如下：

(1) 面色发白，食欲不佳。儿童易烦躁且体重增长缓慢。

(2) 毛发干枯，易折断，伤口愈合差。

(3) 肢体无力，下肢动则疼痛。

(4) 牙龈出血，全身其他部位出血。

（5）时间较长还会影响牙齿、骨骼和脑发育。

二、儿童缺维生素C的危害

维生素C又称抗坏血酸，是人体很重要物质的组成部分。如果儿童长期缺乏维生素C，就会发生全身性疾病，称为坏血病。儿童缺乏维生素C，会使血管壁弹性降低，脆性增大，血管壁易受损。特别是小血管好发破裂，引起皮肤表面出现淤点、淤斑等紫癜现象。

三、儿童缺维生素C的预防措施

（1）选择维生素C含量丰富的食物。维生素C的主要来源是新鲜蔬菜、水果。膳食中应有足够的新鲜蔬菜，特别是绿叶蔬菜。如能经常吃水果，则更有助于预防维生素C的不足。

（2）在蔬菜烹调时要先洗后切，切好就炒，尽量缩短在空气中的暴露时间，炒菜不用铜器。在蔬菜烹调过程中强调急火快炒，做汤时强调汤开下菜，以减少维生素C的损失。

相关知识：

儿童补充维生素八大误区

一般来说，水溶性维生素如果吃得过多，大部分都会迅速从小便中排出，所以不容易引起中毒，但是脂溶性维生素可储存在肝脏和脂肪组织中，排泄较慢，摄入过多时便会在体内积聚，从而产生各种中毒症状。

误区一：一般孩子不需要补充维生素

如果能遵照平衡膳食的原则，合理调配食物，那么无需在膳食之外再补充维生素。但是能真正做到合理膳食还是有很多困难的，何况膳食会受到食品市场供应、食品加工烹调、个人饮食习惯、人体健康状况等因素影响，因此机体很容易就会缺乏某种维生素。特别是日常膳食中维生素D的含量很少，所以婴儿从出生以后15天起，就要开始补充维生素D

和钙剂，一直要吃到满2周岁为止。

误区二：空腹吃维生素最合适

由于维生素分子小、吸收快，如果在空腹时吃，血液浓度升高很快，水溶性维生素便很容易经过肾脏从小便中排出。所以，选择餐后服用水溶性维生素，不仅不会影响其吸收率，还可以避免从体内流失。

误区三：凡是水果都含有丰富维生素C

只有柑橘类水果（如柠檬、橙子、橘子、柑橘）、山楂、鲜枣、柚子和草莓含有丰富的维生素C，平时常吃的苹果、梨、香蕉、桃、西瓜所含的维生素C并不多，远低于苜蓿、荠菜、辣椒等蔬菜中的维生素C含量。

误区四：经常吃新鲜蔬果就不会缺维生素

新鲜的柑橘类水果和有色蔬菜含有丰富的维生素C和一定数量的β-胡萝卜素，后者在体内可以转变成维生素A。但蔬果中缺少其他种类维生素，因此单吃蔬果是远远不够的。要注意均衡摄取各类食物，才能保证维生素的全面吸收。

误区五：不吃蔬菜，多吃水果就行

蔬菜含有较多的不溶性膳食纤维（如纤维素、半纤维素、木质素等）及一些特殊的成分，如葱里的辣椒素、姜里的姜油酮、大蒜里的蒜素、萝卜里的淀粉酶等，水果则含有较多的果糖、有机酸及可溶性纤维（如果胶）等，所以水果和蔬菜不能相互代替。

误区六：可用果汁来代替新鲜水果

果汁饮用方便、口味诱人而且久藏不坏，所以很受欢迎，但所含营养素与新鲜水果相比则相去甚远。因为果汁中只有少部分真正来自于天然水果，其余大部分是由糖分、香精和色素所组成的，即使添加了少量的维生素C，也因溶解在水里而极易被氧化破坏，因此不能代替新鲜水果。

误区七：大剂量维生素C可以代替多元维生素

每种维生素的功能各不相同，因此维生素C不能代替多元维生素。而且随着维生素C摄入量的增加，其吸收率会逐渐降低，未被吸收的维生素C便可刺激肠道引起腹痛、腹泻。即使吸收较多，进入血液循环后也会很快从小便排出，因此不宜长期服用大剂量维生素C。

误区八：多吃维生素C会促进癌症发生

确实有人在细胞培养中发现过量的维生素C有引起染色体畸变的可能，但是所需要浓度很大（体内完全达不到这个水平），同时也有结果完全相反的报道。

四、儿童缺维生素C营养食谱

在这里提供一套含维生素C营养健康食谱，仅供参考，见表7-10。

表7-10 含维生素C营养健康食谱

菜汁	原料	白菜（或菠菜、油菜、苋菜、荠菜均可）500克，精盐5克，清水500毫升
	制法	（1）将白菜或菠菜、油菜、苋菜、荠菜任选一种，择去老叶，洗净，沥干水后切碎 （2）将锅放在火上，加入清水、碎菜，盖好锅盖烧开，稍煮，将锅离火，放入碗内，用汤匙压菜取汁，加入精盐少许，即可食用
山楂水	原料	山楂片500克，白糖100克，开水1 500毫升
	制法	（1）将山楂片用凉水快速洗净，除去浮灰，放入盆内 （2）将开水沏入盛山楂片的盆内，盖上盖，焖至水温下降到微温时，把山楂水盛入杯中，加入白糖搅至白糖溶解时，即可饮用 （3）也可将山楂片洗净后直接放入杯中沏入开水，待晾凉时捞出山楂片，将山楂水加入白糖即成
红枣泥	原料	红枣100克，白糖20克，水适量
	制法	（1）将红枣洗净，放入锅内，加入清水烧开后用小火煮15～20分钟，至枣肉熟烂 （2）停火后，去掉枣皮、枣核，加入白糖，调匀即可食用
菜花糊	原料	菜花1个，开水适量
	制法	（1）将菜花去梗，洗净，用手掰成数瓣，放入小碗内，加入一点开水，上蒸锅蒸8～11分钟，直到菜花变软

菜花糊	制法	（2）将茎用叉插出，取出菜花放冷开水中过凉，用食品加工器或擦菜板制成糊 （3）此糊也可用微波炉制作：将菜花放入碗内，加少许水，用保鲜膜盖紧，留一孔排气，用微波炉高火加热3分钟，搅拌，再加热3～5分钟，直至变软，出炉即可食用
橘子柠檬酸奶	原料	浓缩的柠檬汁（或橘子汁、广柑汁）半杯，柠檬酸奶2杯，白糖1汤匙，新鲜的橘子（或广柑）1个
	制法	（1）将柠檬汁（或橘子汁、广柑汁）及白糖放在一起，放入食品加工器或搅拌器中，搅1分钟后，加入柠檬酸奶，再搅拌10秒钟，立即倒入杯中 （2）放入新鲜橘子瓣（或广柑瓣）即成
口袋饼	原料	口袋空心饼1个，生菜叶1片，西红柿片1片，黄瓜片1片，三明治火腿片1片，蛋皮1片，番茄酱适量
	制法	口袋空心饼剖开至1/2处，底部抹上番茄酱，逐次放生菜叶、蛋皮、西红柿片、火腿片、黄瓜片即成

第八节　儿童缺维生素D营养应对指导

一、儿童缺维生素D的表现

（一）初期

儿童缺维生素D多数是从3个月左右开始发病，出现睡眠不安、好哭、易出汗等现象，出汗后头皮痒而在枕头上摇头摩擦，出现枕部秃发。

（二）激期

除初期症状外，以骨骼改变和运动机能发育迟缓为主。

（1）两侧肋骨与肋软骨交界处膨大如珠子，称肋串珠。

（2）胸骨中部向前凸出形似"鸡胸"，或下陷成"漏斗胸"，胸廓下缘向外翻起为"肋缘外翻"。

（3）脊柱后凸、侧凸。

（4）由于体重压在不稳固的二下肢长骨上，两腿会形成向内或向外弯曲畸形，即O形或X形腿。

（5）肌肉韧带松弛无力，因腹部肌肉软弱而使腹部膨大，平卧时呈"蛙状腹"，四肢肌肉无力。

（6）出牙较迟，牙齿不整齐，容易发生龋齿。

（三）恢复期

经过一定治疗后，各种临床表现均消失，肌张力恢复，血液生化改变和X线表现也恢复正常。

（四）后遗症期

后遗症期多见于3岁以后儿童，经治疗或自然恢复后临床症状消失，仅重度佝偻病遗留下不同部位、不同程度的骨骼畸形。

二、儿童缺维生素D的危害

维生素D是儿童骨骼发育必不可少的一种营养素，儿童维生素D摄入不足，可导致钙、磷代谢障碍，不但骨骼生长发生障碍，同时也影响肌肉和神经系统的正常功能，出现佝偻病或骨质软化病，还可间接地影响儿童的智力发育、免疫功能及甲状腺功能。

相关知识：

儿童缺维生素D的原因

1.日光照射不足

天然食物供应的维生素D是远不能满足人体需要的，体内维生素D的主要来源是皮肤内7-脱氢胆固醇经紫外线照射内生合成。一般情况下每日接受日光照射2小时以上，佝偻病的发病率则明显减少。

日光中的紫外线经常被尘埃、煤烟、衣服或普通玻璃所遮挡或吸收，影响其作用。雨雾多的地区、北方地区及冬春季节对紫外线对地面的照射量影响也很大。

2.摄入不足

人体日常大约每日需400～800国际单位维生素D，但婴儿每天从人乳、牛乳、蛋黄、肝等食物中得到的维生素D远远不能满足人体正常需要，因此必须在出生后第二个月起另外添加维生素D。若未及时添加则很易造成维生素D的缺乏。

3.吸收障碍

儿童胆汁淤积症、胆总管扩张、难治性腹泻、脂肪泻、慢性呼吸道感染、肠道脂质吸收障碍均可影响维生素D和钙、磷的吸收。

4.其他

（1）肝和肾是活化维生素D的主要器官，有病时可直接影响维生素D的正常代谢，如儿童肝炎综合征、肝内胆道闭锁等。

（2）抗癫痫药物能缩短维生素D半衰期，激发肝细胞微立体氧化酶系统，使各种类固醇激素分解代谢增强，肠道钙吸收障碍而引起佝偻病。

（3）骨骼生长速度与维生素和钙、磷需要成正比，生长快，需要量大，相对供应不足。

三、儿童缺维生素D的预防措施

（1）多吃富含维生素D和钙的食物，如蛋黄、肝类、鱼类、奶类、豆类、虾皮等，不要吃过多的油脂类和盐，以免影响钙在体内的吸收。

（2）儿童要多到户外活动，接受阳光照射，每日晒1～2小时即可满足需要。

四、儿童缺维生素D营养食谱

以下提供两套含维生素D营养健康食谱，仅供参考，见表7-11和表7-12。

表7-11　　　　　　　　含维生素D营养健康食谱

香菇饭	原料	鲜香菇4朵，鸡肉丝1/4杯，芹菜末1大匙，白米1杯，水1杯，盐1小匙，香油2小匙，酱油2/3大匙，糖1/3大匙，太白粉2小匙，黑胡椒粉2小匙
	制法	（1）将米洗净沥干水分，加入1杯水浸泡约15分钟备用 （2）鲜香菇洗净切丝，与鸡肉丝、调味料拌匀，铺在米上 （3）放入电饭锅中煮熟，开关跳起后，再焖10分钟，将锅盖打开，拌入芹菜末，再焖5分钟，最后轻轻拌匀即可
香椿干丝	原料	豆腐干150克，鲜香椿100克，精盐3克，香油15克
	制法	（1）鲜香椿洗净后放入大碗内，加入淹没香椿的开水，加盖闷约10分钟后捞出挤去水分，切成细末 （2）豆腐干用沸水洗净后切成丝，放入盆内，加入香椿末、精盐和香油，拌匀装盘即可
蒜蓉油麦菜	原料	油麦菜适量，大蒜、葱、蚝油若干（可以用老抽代替）
	制法	（1）蒜切成蒜蓉，葱切葱花，油烧至八成热，下葱花和部分蒜蓉炝锅，出味后下油麦菜，快速翻炒 （2）加入些许蚝油或老抽（如果用老抽，加的量一定不能太多），翻炒，待油麦菜变得稍软一些时，加一勺水，转中火焖，将剩余蒜蓉全部加入，快熟时加盐出锅
蛋黄粥	原料	鸡蛋1个（50克），大米30克
	制法	将鸡蛋带壳用文火煮熟，取出蛋黄放入熬好的粥内混合均匀
牛奶蛋	原料	鸡蛋50克，牛奶100克，糖适量
	制法	将鸡蛋的蛋白与蛋黄分开，在锅内加入牛奶、蛋黄；混合均匀后用微火煮一会儿，再用勺子把调好的蛋白放入牛奶蛋黄锅内稍煮即可，然后放入适量糖即可食用

表7-12　　　　　　　　补充维生素D营养主食

奶油小馒头	原料	面粉500克，干酵母10克，奶油25克，炼乳25克，白糖75克，清水225克
	制法	（1）面粉加干酵母、白糖、奶油、炼乳、清水调制成团，反复揉匀揉透，饧15分钟

续表

奶油小馒头	制法	（2）将面团擀成薄片，表面刷一层水，由外向内卷成圆筒状，然后用刀切成小馒头形 （3）将馒头坯放入蒸笼内，置温暖处醒发30分钟 （4）用旺火沸水蒸约12分钟成熟即可
	注意事项	（1）面团擀片后再成形，可使面团内部组织均匀细腻 （2）成形后的馒头生坯不能马上上笼蒸制，否则馒头体积小，不松泡 （3）馒头坯醒发最适温度为28℃。温度高，面团发酵快、时间短；温度低，面团发酵慢、时间长

本章习题：

1.儿童缺钙对身体有什么影响？

2.给儿童补钙，需要了解哪些常识？

3.儿童缺铁主要有哪些表现？

4.儿童缺铁，常用哪些方法调理？

5.儿童缺锌有何危害？

6.儿童缺锌，应该如何进行营养调理？

7.儿童缺碘的表现及危害是什么？

8.儿童缺碘，应怎样进行营养调理？

9.儿童缺乏各种维生素有哪些表现及危害？

10.儿童缺乏维生素，应怎样进行调理？

第八章

特殊问题儿童营养指导

 本章学习目标:

1.了解儿童肥胖原因及其危害。

2.掌握肥胖儿童膳食调整方法。

3.了解与龋齿有关的营养素。

4.掌握龋齿营养调理方法。

5.了解儿童多动症危害及其表现形式。

6.掌握儿童多动症饮食调养方法。

7.了解儿童抽动症、自闭症原因及其危害。

8.掌握儿童抽动症、自闭症膳食调整方法。

9.了解儿童遗尿症、性早熟原因及其危害。

10.掌握儿童遗尿症、性早熟膳食调整方法。

11.了解儿童弱智、哮喘原因及其危害。

12.掌握儿童弱智、哮喘膳食调整方法。

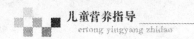
第一节　儿童肥胖问题营养指导

一、儿童肥胖的表现

儿童肥胖的表现为食欲亢进，进食量大，偏爱淀粉、油脂类食品，不喜欢蔬菜。外表肥胖高大，不仅体重超过同龄儿，而且身高、骨龄都超过同龄儿。严重肥胖者可出现肥胖通气不良综合征。

二、儿童肥胖的成因

（一）遗传因素

单纯性肥胖有家族发病倾向，很多肥胖儿童有家族肥胖史。父母双方肥胖，或者父母中有一人肥胖，子女都是有可能遗传而发生肥胖的。

（二）活动量过少

缺乏适当的活动和体育锻炼也是导致肥胖症的重要因素。即使摄入食物不多，但如活动过少，也可引起肥胖。有些疾病需要减少活动，在病期或病后即易出现肥胖；肥胖儿童大多不喜爱运动，形成恶性循环。

（三）生活方式

1.电视

电视与肥胖有因果关系，电视中往往会介绍大量美味、可口的食品，使儿童食欲大增；而且在看电视过程中由于运动减少，代谢率随之下降，从而使肥胖发生。

2.不良饮食习惯

从饮食习惯来看，高能量、高脂肪西式速食逐渐成为儿童生活中的重要组成部分，在城市儿童中，尤其在大城市，30%的儿童几乎每周都会吃一次西式快餐，其中炸鸡、汉堡、可乐等能量、油脂高的食物是儿童最爱。

此外，由于现代家庭以独生子女为主，通常家长为了尊重孩子的口味，总是依孩子口味烹饪，放任孩子吃自己爱吃的食物。但是孩子缺少营养意识，总是想吃就吃、喜欢吃什么就使劲吃，导致营养失衡，并且胃口越来越大，使得体形越来越胖。

（四）环境因素

环境因素影响肥胖是很复杂的，包括社会因素、家庭文化水平、经济基础、生活习惯、环境污染等和肥胖的发生都有一定的关系。现代人往往摄入碳水化合物过多，而蛋白质摄入不足，这种"小康型饮食"往往会导致营养不良性的肥胖。

相关知识：

改变儿童饮食习惯需要循序渐进

改变儿童饮食习惯需要一个过程，要循序渐进，千万不要突然扭转。如果突然把儿童的错误饮食形态360度大翻转，习惯的事物在一瞬间被全部夺去，儿童会感到害怕，于是会心生反抗，甚至以拒吃表示抗议。

鼓励儿童尝试各种健康食物，不论是新食物还是认为他不爱吃的食物，都应该多尝试几次，每一种食物至少要让其试过15次以上，儿童才会了解自己究竟是喜欢还是讨厌它。

在一个家庭中，子女不只遗传父母的基因，更遗传父母的生活习惯，尤其是对食物的选择。要想使儿童吃得健康，最有效的方法是父母带头示范，不论是自制还是外食，都要选择均衡、健康的食物，如一碗糙米饭、两种蔬菜、一份烤鲑鱼，并在饭后吃一份水果。让儿童看着父母把这些食物吃完，觉得很满足、很享受，他自然也想尝试。

三、儿童肥胖的危害

（1）肥胖儿童动作和体态臃肿、笨拙，加上不愿意参加运动，使同伴常不愿与其玩耍，甚至遭到讥讽取笑，时间久了，容易形成自卑感，变得孤独，心理上发生变态。

（2）肥胖儿童体内脂肪代谢异常，易患高脂血症，引起动脉粥样硬化、冠心病、高血压等疾病。

（3）肥胖儿童内分泌功能容易发生紊乱，成年后发生糖尿病、胆石症和痛风等疾病的危险性大大增加。

相关知识：

儿童肥胖诊断标准

1.身高标准体重法

身高标准体重法是世界卫生组织推荐的方法之一。本法是以身高为基准，采用同一身高人群的第80百分位数作为该身高人群的标准体重。

（1）超重儿——体重超过同性别同身高标准体重的10%。

（2）轻度肥胖——体重超过同性别同身高标准体重的20%。

（3）中度肥胖——体重超过同性别同身高标准体重的30%。

（4）重度肥胖——体重超过同性别同身高标准体重的50%。

身高标准体重法简单、易于掌握，直观性强，使用方便，同时消除了种族、遗传和地区差异以及发育水平的影响。

10岁以上的儿童，身体形态指标和体成分发生较大变化，身高和体重的关系波动很大。对于某一确定的身高值，不同年龄人群体重值都不相同。因此对于10岁以上儿童青少年不能用该法来评价肥胖与否。

儿童标准身高体重对照表（仅供参考）

年龄	体重（千克）		身高（厘米）	
	男	女	男	女
出生	2.9～3.8	2.7～3.6	48.2～52.8	47.7～52.0
1月	3.6～5.0	3.4～4.5	52.1～57.0	51.2～55.8
2月	4.3～6.0	4.0～5.4	55.5～60.7	54.4～59.2

续表

年龄	体重（千克）		身高（厘米）	
	男	女	男	女
3月	5.0~6.9	4.7~6.2	58.5~63.7	57.1~59.5
4月	5.7~7.6	5.3~6.9	61.0~66.4	59.4~64.5
5月	6.3~8.2	5.8~7.5	63.2~68.6	61.5~66.7
6月	6.9~8.8	6.3~8.1	65.1~70.5	63.3~68.6
8月	7.8~9.8	7.2~9.1	68.3~73.6	66.4~71.8
10月	8.6~10.6	7.9~9.9	71.0~76.3	69.0~74.5
12月	9.1~11.3	8.5~10.6	73.4~78.8	71.5~77.1
15月	9.8~12.0	9.1~11.3	76.6~82.3	74.8~80.7
18月	10.3~12.7	9.7~12.0	79.4~85.4	77.9~84.0
21月	10.8~13.3	10.2~12.6	81.9~88.4	80.6~87.0
2岁	11.2~14.0	10.6~13.2	84.3~91.0	83.3~89.8
2.5岁	12.1~15.3	11.7~14.7	88.9~95.8	87.9~94.7
3岁	13.0~16.4	12.6~16.1	91.1~98.7	90.2~98.1
3.5岁	13.9~17.6	13.5~17.2	95.0~103.1	94.0~101.8
4岁	14.8~18.7	14.3~18.3	98.7~107.2	97.6~105.7
4.5岁	15.7~19.9	15.0~19.4	102.1~111.0	100.9~109.3
5岁	16.6~21.1	15.7~20.4	105.3~114.5	104.0~112.8
5.5岁	17.4~22.3	16.5~21.6	108.4~117.8	106.9~116.2
6岁	18.4~23.6	17.3~22.9	111.2~121.0	109.7~119.6
7岁	20.2~26.5	19.1~26.0	116.6~126.8	115.1~126.2
8岁	22.2~30.0	21.4~30.2	121.6~132.2	120.4~132.4
9岁	24.3~34.0	24.1~35.3	126.5~137.8	125.7~138.7
10岁	26.8~38.7	27.2~40.9	131.4~143.6	131.5~145.1

2.年龄性别BMI

体重指数法即体重（千克）除以身高的平方（米²），与儿科常用的kaup指数（克/厘米²）为同一含义。该指标是评价成人肥胖和消瘦的简便易行、普遍采用的指标，国际上使用较广。

现在研究儿童的体重时，使用跟成人相同的BMI计算公式。对于成人来说，同样的BMI图对所有人都适用。但儿童成长迅速，且男孩和女孩的发育速度不相同，因此儿童的BMI图是按年龄和性别划分的。

儿童BMI也称为年龄性别BMI，因为不同年龄有着不同的体重分级。根据身高和体重的测量数据，可计算出一名儿童的BMI，然后在按性别划分的年龄BMI百分位数曲线图中找到与它对应的位置，跟该年龄的标准作比较。

人们用"百分比"来评估年龄性别BMI，某儿童BMI对应某一百分比，意味着有相应比例的同龄同性的孩子的BMI低于指定儿童。例如，一名儿童所对应的年龄性别BMI百分比为60%，那么，有60%的同性同龄儿童有更小的BMI数值。

四、儿童肥胖的预防措施

（一）避免过食

大部分儿童肥胖症是由喂养过度造成的，在儿童吃饱后不想吃时，家长仍强迫儿童吃，这样就导致儿童胃容量增大，饮食量增加，营养过剩。

相关知识：

预防肥胖进食八大原则

1.充分咀嚼后再吃

细细品尝，每一口咀嚼30次以上。咀嚼得越久，饭后的能量消耗就越高。

2.花点时间慢慢吃

用餐时间若没有超过20分钟，脑部不会发出饱足信号。所以要悠闲地进食。

3.吃饭时把电视关掉

"边吃饭边做事"是饮食过量的原因之一。用餐时间要专心吃饭。

4.饭后要立刻转换心情

用餐完毕后，要立刻收拾餐具。别让食物一直摆在眼前，这点很重要。

5.三餐规律进食

规律的饮食生活能减少体脂肪。避免拉长两餐间的时间以及在深夜进食。

6.不要陪别人吃饭

如果需要陪家人或朋友吃饭，很容易便会多吃好几餐。

7.限定吃饭场所

限定好"只在客厅用餐和吃点心"。如此一来，平时在无意间所吃的零食便会减少许多。

8.留下剩菜、剩饭

外出用餐，饭菜量很多时，要记住拿出勇气，留下剩菜、剩饭。将剩菜、剩饭往肚里塞是最坏的情况。

（二）婴儿4个月前不加固体食物

专家建议4～6个月内婴儿宜用纯母乳喂养，母乳喂养儿童比人工喂养儿童不易发生肥胖。研究表明，给4个月前婴儿加淀粉类固体食物会导致体内脂肪细胞增加，为今后的肥胖奠定了基础。

相关知识:

防控儿童肥胖关键年龄

儿童身高和体重在发育过程中，如果两者之间不平衡，就会出现肥胖。一是身高正常的，体重过大，这是真正的肥胖，需要控制，让体重跟身高均衡；二是身高不足，体重增加，即身高不足情况的肥胖，这时千万不能控制体重，而是让身高和体重相应地发展、发育。

儿童肥胖最佳干预时机是3～6岁。上了幼儿园后，饮食可以集体管理，运动可以统一安排，功课负担不重，对老师依从性高，容易培养孩子的健康饮食习惯。只要打好基础，将来发生肥胖的概率就会大大减少。

6岁左右年龄段儿童肥胖率比较高，7～13岁也是肥胖发生高峰年龄段。对于肥胖儿童，要合理、平衡膳食，培养良好进食行为和进食习惯，并进行适量每日运动。

（三）形成正常饮食习惯

按照儿童年龄的大小，合理安排一日的饮食，不要让儿童饥一顿、饱一顿，避免过于油腻的食物、油炸食物及过多淀粉类食物。

（四）少吃油炸类食品

当儿童体重超过标准体重的10%时，应取消餐间点心，多吃蔬菜、水果，不让孩子多食油炸及淀粉类食物。

（五）加强锻炼

有肥胖趋势的儿童常常吃得多、活动少。当儿童体重超重时要控制饮食与增加运动同时并进，逐渐增加体力活动时间和活动量，活动应多样化，要引起儿童兴趣，使活动能坚持下去才能起到效果。

五、肥胖儿童食谱清单

以下列举一些对肥胖儿童有益的食谱，仅供参考，见表8-1～8-5。

表8-1　　　　　　　　　　　　　儿童三日健康减肥食谱

第1日	早餐：木耳鱿鱼汤，米饭半碗，胡萝卜榨汁1杯 午餐：绿色蔬菜，麻油猪肝，五谷杂粮饭 晚餐：玫瑰蜜枣茶，米饭小半碗，苹果汁1杯 玫瑰蜜枣茶制作方法：准备500～600毫升的水，放进蜜枣与粉玫瑰，然后放在炉火上加热到沸腾即可
第2日	早餐：黑芝麻红豆粥1碗，茶蛋1个 午餐：西芹拌百合1份，红花鸡蛋面，米饭小半碗 晚餐：蔬菜汤，烧鸡 红花鸡蛋面制作方法：材料：红花6克、挂面50克、鸡蛋1只、熟火腿肉30克、西红柿30克、姜5克、葱5克、盐5克、素油30克 制作： 　（1）红花洗净；葱切段，姜切片，熟火腿切薄片，再切成小颗粒；鸡蛋打入碗内调匀；西红柿洗净、切碎 　（2）把炒锅放在火上烧热，加入素油。至六成熟时，加入姜、葱爆香，下入鸡蛋、西红柿、火腿丁、红花，加入上汤或清水300毫升，煮熟 　（3）锅内注入清水600毫升，置武火上烧沸，下入挂面煮熟，盛入大碗中，加入鸡蛋、西红柿拌匀即成
第3日	早餐：香菜拌豆腐丝1小盘，馒头半个，红枣枸杞乌鸡汤面1大碗（内含几块鸡肉、5克挂面、青菜1把、蘑菇数朵） 午餐：西芹拌百合1份，红花鸡蛋面，米饭小半碗 晚餐：1个提子麦包，1个芝麻包，5块克力架饼

表8-2　　　　　　　　　　　　　肥胖儿童营养食谱

冬瓜汤		冬瓜性寒、味甘，清热渗湿，清痰排脓，利水消肿，有较好的减肥清身效用。冬瓜子偏于利湿，冬瓜去皮利水，因此用冬瓜连皮带子，以求增加减肥效果。陈皮理气、健脾、燥湿。葱、姜通阳化饮利水。几品合用，有助于减肥轻身，增进活力，使儿童瘦适中，苗条且强壮有力
	原料	连皮带子冬瓜500克，陈皮3克，葱、姜、食盐、味精各适量
	制作	洗净冬瓜，切成块，放锅内，加陈皮、葱、姜片、食盐，并加适量水，用文火煮至冬瓜熟烂，加味精即成
	特点	味鲜，汤淡

续表

佛手海蜇		海蜇、佛手瓜脂肪少，有利减肥。学龄前儿童可多吃此菜，以防发胖
	原料	海蜇500克，佛手瓜250克，糖、米醋、香油、精盐、葱末、蒜片各适量
	制作	（1）将海蜇用凉水泡24小时，洗去泥沙，用刀切成小长条，再用刀顺长划四下，要均匀 （2）开水晾至80℃时，放入海蜇烫一下，迅速捞出，在冷水中浸泡1小时成手指状 （3）鲜嫩佛手瓜用刀一破两半，用刀连切四片薄片，注意前面不要切断，然后第五刀切断。如此动作将佛手瓜切完，撒精盐腌10分钟，控去盐水。此时佛手瓜成扇形状，将海蜇从水中捞出，与佛手瓜一起用香油、盐、糖、米醋、葱末、蒜片拌匀即成
	特点	味道清香，酸脆爽口
清蒸凤尾菇		凤尾菇含有较多的蛋白质、氨基酸、维生素等物质，几乎没有脂肪，而且具有补中益气、降血脂、降血压、降胆固醇效果，很适用于肥胖病、高血压、高血脂的儿童食用
	原料	鲜凤尾菇500克，精盐3克，味精2克，鸡汤适量
	制作	（1）将凤尾菇去杂洗净，用手沿菌褶撕开，使菌褶向上，平放在汤盘内。在撕凤尾菇之前，最好下入沸水中烫一下，以起到杀菌消毒作用 （2）在菌菇上加入精盐、味精、香油、鸡汤，置笼内清蒸，蒸熟后取出即成
	特点	清淡，有咸香味
豌豆黄		豌豆利小便、止渴，和中下气，解疮毒，消炎，去除暑热，有降血压、除脂肪、减肥之功效
	原料	老豌豆500克，琼脂1克，糖200克，水200克
	制作	（1）豌豆洗净，用凉水浸泡10小时，入高压锅煮30分钟，然后加糖熬开 （2）琼脂洗净，用小锅加热煮化，倒入豌豆泥中，拌匀，凉后放入冰箱即成
	特点	软糯甜香

续表

五仁面茶		可调和肠胃，通便润肠，可降血脂、减肥。发胖儿童多食有利轻身，此茶适合幼儿、学龄前儿童食用
	原料	玉米面250克，白芝麻20克，黑芝麻20克，瓜子仁50克，桃仁20克，花生仁20克，芝麻酱100克，香油、盐各少许
	制作	（1）锅注入清水适量，烧沸，玉米面先用水稀释后倒入锅内沸水中，一边倒一边用勺子搅动，烧开后用小火煮一会儿 （2）芝麻炒熟，擀成碎面；桃仁先去皮，再炒熟擀碎；花生仁炒熟擀碎；瓜子仁炒熟，掺入少许盐拌匀 （3）芝麻酱用香油调稀，以能浮在粥面为准。玉米粥盛入碗内，浇上芝麻酱，撒上瓜子仁、芝麻仁、桃仁、花生仁即成
	特点	仁香面咸，小孩喜吃

表8-3 健康营养粥集锦

萝卜粥	取大萝卜1个，粳米150克，精盐、味精各适量，萝卜洗净切块，粳米淘净加萝卜和水共煮，粥煮好后加各种调料即可
小豆粥	红小豆100克，粳米150克，冰糖适量，红小豆浸泡后与淘好的粳米共煮，粥煮好后加冰糖水，再次沸腾后即可
荷叶汤	荷叶100克，山楂20克，薏仁20克，橘皮10克，冰糖适量，将荷叶、山楂、薏仁、橘皮晒干后研末，每次取10克加冰糖冲服，随饮随添开水
南瓜绿豆粥	南瓜500克，绿豆100克，精盐、味精适量，将南瓜切成块，绿豆淘洗后加水炖1小时后放入南瓜块，放入精盐共煮30分钟后，加味精即可
燕麦粥	燕麦150克，白糖或精盐适量，燕麦与水共煮数分钟后，加糖或精盐即可
西瓜粥	西瓜去瓤，刮去皮表面蜡质，取西瓜皮，切成块取200克，冰糖适量，西瓜块与水共煮后，加冰糖即可

表8-4 肥胖儿童分类食谱

饮料类	（1）山楂冰糖水。取生山楂10克，冰糖6克，煎水，常饮 （2）海带话梅水。洗海带50克，话梅8个，加清水400毫升，煮开待温，分次饮用 （2）荷叶薏仁水。取鲜荷叶1张，生薏仁50克，加清水500毫升，煮水，分次饮用

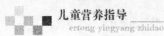

续表

汤料类		（1）冬瓜海带汤。鲜冬瓜150克（连皮），海带50克，加清水适量，煮汤饮用 （2）玉米白菜干汤。鲜玉米100～150克，白菜干50克，新鲜猪骨100克。三者洗净，共放砂锅内加适量清水，煲汤饮用 （3）黄豆海带汤。鲜黄豆50克，海带30克，新鲜猪骨100克。三者洗净后，同放砂锅内，先用中火后用文火煮汤，调味后饮用
菜肴类	芹菜拌海蜇	材料：鲜芹菜250克，海蜇100克（用水泡发），虾米10克 制作：先将芹菜洗净切段，海蜇皮切丝，虾米用水泡发，然后分别在水中焯过，再将三种食物一起拌匀，加上少许醋、味精及适量食盐，拌匀食用
	黄豆芽炒韭菜	材料：新鲜黄豆芽150克，鲜嫩韭菜50克 制作：先将黄豆芽洗净去豆皮，韭菜切成小段，然后将这两种食物共放铁锅内，中火炒熟，加入适量调味料食用
	清炒豌豆苗	材料：新鲜豌豆苗150克 制作：洗净后加适量调味料及植物油，放铁锅内，用中火炒熟食用

表8-5　　　　　　　　　　儿童减肥食谱

蜜饯山楂	配料	生山楂500克，蜂蜜250克
	制法	先去除山楂的果柄及果核，放入锅内，加清水适量，煎煮至七成熟烂时加入蜂蜜，再以小火煎煮至熟透，收汁即可。待冷却后放入瓶内储存备用，每日服数次
	功效	能消除脂肪，并具有补虚、活血化淤等功效，对肥胖病有一定疗效
菱角焖鸡	配料	菱角250克，净鸡肉500克，精盐、料酒、酱油各少许
	制法	将菱角去壳，大者切成两半；鸡肉洗净，斩成小块，放沸水锅中焯一下取出，洗净。锅置火上，放入油烧热，下鸡块煸炒，加入料酒、酱油、精盐及适量清水烧沸，然后改用小火焖至五成熟时，再加入菱角，焖至熟烂即成
	功效	健脾和中，降脂化湿。菱角含淀粉、磷、钙等，有化湿健中之用；鸡肉蛋白质较丰富，能温中益气

续表

素炒大白菜	配料	大白菜250克，胡萝卜丝10克，植物油、精盐、味精、姜丝各适量
	制法	将大白菜洗净，切成5厘米方块，待油锅烧热后，放入姜丝略煸炒，随即把大白菜倒入，旺火炒至半熟，放入胡萝卜丝、盐，再略炒一会儿至熟，加少许味精调和
	功效	促进胃肠蠕动，防止大便干燥，促进排便，清热利膈，减肥化浊

第二节 儿童龋齿营养指导

一、儿童龋齿的表现

（一）浅龋

龋蚀破坏只在釉质内，初期表现为釉质出现褐色或黑褐色斑点或斑块，表面粗糙，继而形成表面破坏。邻面龋开始发生在接触面下方，窝沟龋则多开始在沟内，早期都不易看到，只有发生在窝沟口时才可以看到。

（二）中龋

龋蚀已达到牙本质，形成牙本质浅层龋洞。儿童牙齿受冷水、冷气或甜、酸食物刺激时会感到牙齿酸痛，没有刺激时症状立即消失。

（三）深龋

龋蚀已达到牙本质深层，接近牙髓，或已影响牙髓。儿童对冷、热、酸、甜都有痛感，特别对热敏感，刺激停止后疼痛仍持续一定时间才逐渐消失。

二、儿童龋齿的成因

（一）牙齿结构缺陷

牙齿本质钙化不良与没有完整釉质保护层，使牙齿上产生点、隙、裂沟和牙齿排列不整齐，都容易滞留食物残渣，如不注意牙齿清洁卫生，就产生细菌繁殖的温床。

（二）食物诱因

精制食物和含糖食物如面包、蛋糕、饼干、果酱、糖果等容易粘在牙面和牙缝里，糖发酵产酸，促发噬菌斑。

（三）口腔细菌

特别是乳酸菌等产酸的细菌，能与口腔中单糖作用而产生酸，酸再作用于牙齿，使牙齿中的无机盐类溶解脱钙而形成龋洞。

三、儿童龋齿的危害

（1）影响生长发育。由于龋齿疼痛，以及乳牙龋坏早失，导致咀嚼功能降低，胃肠消化吸收减弱，造成儿童营养不良，影响生长发育。

（2）引起感染性疾病。儿童龋齿引起根尖周围感染时，往往成为感染病灶，造成全身性感染，如视力降低、关节炎、肾炎、心肌炎、长期低热等。

（3）龋齿引起的根端肉芽肿、囊肿、牙髓感染等完全可成为感染病灶，在过度疲劳、感冒等身体抵抗力降低时，可诱发肾炎、风湿热、扁桃体炎、脓疱疮、猩红热、败血症等。

（4）完整的乳牙有助于儿童掌握正确的发音，乳牙龋坏和早失会使其发音不清。乳牙区严重的龋蚀使有些儿童羞于开口，不利于心理发育。

四、儿童龋齿的预防措施

（一）孕妇营养

在胎儿时期注意孕妇的营养，供给足够维生素和钙、铁等矿物质。这些成分是胎儿发育阶段所必需的，也能为日后长出健康牙齿打下良好基础。

（二）少食糖类

糖与龋齿的关系非常密切，它对龋齿的发生起了决定性作用。从小注意控制进食糖量，不允许临睡前吃糖果点心，甚至养成口中含着糖果睡觉的不良习惯。

（三）平衡饮食

注意补充足够的蛋白质、脂肪、钙和铁等矿物质、B族维生素和维生素A、维生素C、维生素D等，特别是新鲜瓜果要多吃，以提高抗龋病能力。高蛋白质饮食阻龋，脂肪护齿，可减少龋齿的发生。

（四）多吃含氟或其他矿物质的食物

含有氟化物的食物有牛奶、胡萝卜、鸡肉、蛋、鲭鱼、莴苣、薯类、茶叶、麦粉等，但补氟不宜过量，因为氟过量可引起氟斑牙，危及牙齿、骨关节和全身的健康。

（五）多食粗糙性、纤维性食物

食用粗糙食物需要较大的咀嚼力，可磨掉牙面上裂沟，容易将牙面洗刷清洁，使细菌和食物残渣不易停留或依附在牙面上，减少了龋齿发生。

因此，提倡多食粗糙食物和纤维丰富的耐磨食物，可以预防龋齿发生。多食含纤维的食物，少食肥甘厚味食物，以增强牙齿自洁作用。

（六）不要饮用碳酸饮料

碳酸饮料含有磷酸，可减少牙釉质钙含量。另外，也不要使用维生素C含量高的咀嚼营养品，以防腐蚀牙釉质。

五、龋齿儿童营养食谱

以下列举龋齿儿童营养食谱，仅供参考，见表8-6。

表8-6　　　　　　　　　　　龋齿儿童营养食谱

胡萝卜炒鸡丝	材料	胡萝卜200克，鸡肉350克，蒜、姜、精盐、植物油、味精适量
	制作	（1）将鸡肉和胡萝卜切成细丝 （2）把姜、蒜分别切成小细丝状备用

续表

胡萝卜炒鸡丝	制作	（3）把炒锅置火上，烧热后加入植物油，待油烧至六分热时，加入姜、蒜，把鸡丝倒入锅中翻炒 （4）待鸡丝炒至六分熟时，把胡萝卜丝也倒入锅中加盐翻炒至熟，起锅时撒上少量味精翻匀即可
	功效	胡萝卜含维生素A、氟元素，鸡肉也含氟元素，氟元素能补充身体营养，起抗龋作用

第三节　儿童多动症营养指导

一、儿童多动症的表现

（1）不安静、多动、好哭闹、难以满足要求，随着年龄的增长，活动量增加，上课乱跑、乱动，不守纪律，不顾危险。

（2）情绪不稳，易激惹冲动，任性，自我控制能力差。易受外界刺激而过度兴奋，易受挫折。行为不考虑后果，出现危险或破坏性行为，事后不会吸取教训。

（3）注意力不集中，爱眨眼睛，上课不专心，做作业字迹潦草、拖拉时间、频繁出错，做事情有始无终，不能很好地做完一件事情。

（4）智力大多正常，但学习成绩差，易波动，成绩不稳定或不及格。

（5）行为无目的、贪玩、逃学、打架，甚至说谎、偷窃等，往往教育也无济于事。

（6）动作笨拙，如扣纽扣、系鞋带、用剪刀等动作不灵活，走路不成直线。部分儿童左右不分、上下不分、空间位置障碍，容易将相近的字读错或写错等。

二、儿童多动症的危害

（一）个人

轻微多动症儿童不能专心学习，不能主动去学，造成学习成绩下降，不能自控。重症多动症儿童学习成绩明显下降，难以读完小学及初中，惹是生非，干扰他人。随着年龄增长，因无自控力易受不良影响和引诱，可发生打架斗殴，说谎偷窃，甚至走上犯罪的道路。

（二）家庭

多动症儿童不仅学习成绩较差，还厌学、逃学、扰乱课堂秩序，因此常被老师批评，使父母又羞愧又恼火，回家后便对其责骂，棍棒教育。有的高价聘请家庭教师，浪费大量时间和金钱也无济于事。有的使儿童对父母产生对抗、仇恨情绪，影响家庭和睦。

（三）学校

在学校里，多动症儿童经常扰乱课堂秩序，打架斗殴，偷窃破坏。即使老师花很大精力也收效甚微，教学质量受到影响。

（四）社会

多动症儿童如不及时治疗，成人后由于自控能力差，容易冲动，往往屡教不改成为惯犯，影响社会安定及他人人身安全。

三、儿童多动症的成因

儿童多动症的成因至今尚未完全明确，研究认为该病系多种因素协同作用所致，目前还未发现单一的病因。

（一）生理原因

遗传、营养不均衡、儿童的不良饮食、铅中毒或是不良生活习惯所造成的大脑发育滞后和脑组织器质性损害，都可能导致儿童多动症。其中遗传因素、儿童铅中毒及脑组织损伤最为明显。

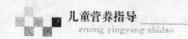

（二）家庭环境

研究显示多动症儿童的家庭中有60%以上存在家庭管教过严，父母经常干涉儿童的活动，过多的批评指责甚至体罚造成其心理阴影。不良家庭教育的影响会使儿童缺乏安全感，情感的需求得不到满足。

相关知识：

多动症判断标准

如果具备下列4条以上，病程持续在6个月以上，应怀疑儿童患有多动症，需立即找儿童心理大夫咨询和进一步诊断。

（1）需要静坐的场合多难于静坐，常常动个不停。

（2）容易兴奋和冲动。

（3）常常干扰其他儿童的活动。

（4）做事粗心大意，常常有始无终。

（5）很难集中思想听课、做作业或做其他需要持久注意力的事情。

（6）要求必须立即得到满足，否则就产生情绪反应。

（7）经常话多，好插话或喧闹。

（8）难以遵守集体活动的秩序和纪律。

（9）学习困难，成绩差，但不是由于智力障碍所引起。

（10）动作笨拙，精巧和协调动作差。

四、儿童多动症的预防措施

（1）创造温馨和谐的生活环境，使其在轻松愉快的环境中度过童年，要因材施教，切勿盲目望子成龙。

（2）注意合理营养，养成良好的饮食习惯，不偏食、不挑食，保证充足的睡眠时间。

（3）尽量避免儿童玩含铅的漆制玩具，尤其不能将这类玩具含在口中。

五、缓解多动症营养食谱

在这里提供一份缓解多动症营养食谱，仅供参考，见表8-7。

表8-7 　　　　　　　　缓解多动症营养食谱

花甲炒鸡心	原料：花甲100克，鸡心300克，葱花5克，姜末5克 调料：盐2克，植物油20克，香油5克 做法： （1）将花甲放入沸水中，煮至壳开后捞起，去壳后洗净备用 （2）将鸡心剥除外层薄膜及血管，洗净后切片，入沸水中氽烫后捞出备用 （3）炒锅加植物油烧热，爆香姜末，放入鸡心和花甲翻炒 （4）炒至菜熟时，加入盐和葱花，淋上香油即成
甘麦大枣核桃煲猪心	用浮小麦60克，甘草3克，大枣10枚（去核），核桃肉30克，猪心1个（洗净、剖开留心内血），一同放锅内，加清水煲汤，调味后，饮汤吃肉
黑豆珍珠煲乌龟	黑豆50克（炒），珍珠母50克（打碎，用纱布包好），乌龟宰后去内脏、切块，沸水烫过，将黑豆、珍珠母放锅内加适量沸水煲汤，调味后，饮汤吃肉
大枣百合炖猪脑	大枣6枚（去核），猪脑2个（去红筋衣膜，洗净），同百合一起放入炖盅中，加适量水，隔水炖熟，调味后饮汤吃肉
药蛋羊肝羹	鹌鹑蛋4只，羊肝（或牛肝）100克，水发银耳50克，玉米粉10克。羊肝切小块，银耳切成小粒，共放锅中，加适量清水，汤沸时用玉米粉加鹌鹑蛋（去壳）拌匀，勾芡，以油、盐调味，食用

第四节　儿童抽动症营养指导

一、儿童抽动症的表现

（1）短暂、快速、突然、程度不同的不随意运动，开始为频繁的眨眼、挤眉、吸鼻、噘嘴、张口、伸舌、点头等。

（2）随着病情进展，抽动逐渐多样化，轮替出现如耸肩、扭颈、摇头、踢腿、甩手或四肢抽动等，常在情绪紧张或焦虑时症状更明显，入睡后症状消失。

（3）发声抽动常有多种，具有爆发性反复发声、清嗓子和呼噜声，个别音节、字句不清，重音不当或不断口出秽语，性格多急躁、任性和易怒。

二、儿童抽动症的伤害

抽动症对儿童的伤害见表8-8。

表8-8 抽动症对儿童的伤害

序号	类别	说明
1	继发学习困难	抽动和不自主发声导致注意力分散，不能集中精力于学习和老师授课上，长此以往，造成学习成绩下降，有的不及格，甚至留级。给儿童及家长都带来很大的痛苦。另外，同学、老师的歧视或嘲笑，使儿童更不喜欢上学，甚至厌学、逃学
2	引发个性发展问题	4~12岁是儿童自我意识形成，从"自然人"向"社会人"发展的重要时期。如得不到及时、有效的心理干预，不但难以建立自尊、自信，形成健全的人格，而且很容易产生反社会心理。部分儿童到了青少年时期即发展成为品行障碍
3	社会退缩和社交障碍	随着年龄的增长，儿童的社会交往和人际交往范围逐渐扩大，会产生一些高级的情感体验，如荣誉感、责任感等。如果得不到及时有效治疗，特别是抽动得不到控制，会严重影响他与同学、同伴的交往，产生自卑感、社会退缩、行为不成熟、社交障碍、口吃及品行纪律问题，严重影响他们的社会交往和人际关系

三、儿童抽动症成因

目前，抽动症的病因尚不清楚，但是综合多年来研究发现，抽动症的发病主要与以下几方面的原因有关：

（一）遗传因素

研究结果表明，双生子共同患抽动症的较多，抽动症患者的一二级亲属中，抽动症及其他心理行为疾病较正常人多见。抽动症遗传的方式可能是常染色体显性遗传或多基因遗传。

（二）神经生化因素

有学者认为抽动症主要病理变化可能是在纹状体多巴胺系统的靶细胞受体，由于纹状体多巴胺活动过度，或是突触后多巴胺受体超敏所致；也有学者认为，抽动障碍与去甲肾上腺素及5-羟色胺功能失调有关，或是由于脑内r-氨基丁酸的抑制功能降低，以致发生抽动。

此外，近年来对内啡呔的研究表明，中枢神经系统多巴胺、5-羟色胺、r-氨基丁酸的多种神经递质的失调，可能是继发于内源性鸦片系统功能障碍，认为内啡呔在控制秽语综合征病理机制中有重要影响。

（三）脑器质性病变

目前的研究结果表明，57.9%的抽动症患者有神经系统软体征，50%～60%的抽动症患者脑电图异常，主要为慢波或棘波增加，但是没有特异性改变。少数儿童头颅CT异常，抽动症可能是器质性病变。

（四）社会心理因素

（1）母亲孕期遭受某些应激事件，如家庭暴力、过度惊吓、突如其来的精神刺激。严重的妊娠反应，特别是妊娠头3个月的严重妊娠反应是导致子代发生抽动障碍的高危因素。

（2）婴儿出生后的应激，如产伤、惊吓、高烧、抽搐等因素均可导致抽动—秽语综合征的发生。

（3）儿童受到精神创伤，长时间过度精神紧张，意外事件的刺激，脑外伤等可诱发或加重抽动症状。

（4）营养达不到大脑功能需求，如必需的氨基酸、牛磺酸、核苷酸、必需脂肪酸、卵磷脂、铁、锌等摄入量过少，就会影响脑功能，可能会造成或诱发抽动症。

（五）其他原因

长期服用或者大剂量服用中枢神经兴奋剂，或大剂量服用抗精神病药物如利他林、匹莫林等可引起抽动症。

四、儿童抽动症的预防措施

（1）儿童的居室应该多注意开窗通风，保持适宜的温湿度，居住的环境应安静，减少噪声。

（2）合理安排日常生活，要有科学的饮食、正确的生活规律。保证儿童具有充足的睡眠，千万不可熬夜，避免过度劳累。多吃一些含有维生素和蛋白质的食物。

（3）父母一定要正确教育儿童，不能娇惯，最好选择耐心说服教育，千万不可打骂和体罚，应倡导文明用语。

（4）父母应让儿童坚持适当的体育锻炼。在家庭生活中，儿童多参加一些户外活动，有利于提高自身免疫力，抵抗各种疾病的入侵。

（5）母亲在孕期应注意保持心情愉快，注意陶冶性情，预防疾病，禁用烟酒，慎用药物，避免中毒和外伤等。

五、抽动症儿童营养食谱

在这里提供一份缓解抽动症营养食谱，仅供参考，见表8-9。

表8-9 　　　　　　　　　　　缓解抽动症营养食谱

蜜炖木瓜汤	原料	木瓜100克，蜂蜜30克
	制法	木瓜洗净，加蜂蜜30克，水适量，蒸30分钟，去木瓜，分次饮汤，7天一个疗程
	功效	具有缓解肌肉抽动的功效，适用于肌肉抽动，尤其是腹肌抽动、喉间异声的抽动症儿童
百合鸡子汤	原料	鸡蛋2个，百合60克
	制法	百合用水浸泡一夜，取之加水3碗，煎煮2碗，然后取鸡蛋2个，去蛋白，蛋黄捣烂，倒入百合汤中拌匀（慢火煮），再加白糖或冰糖适量。分2次，1天内服完
	功效	具有养阴润燥、清心安神的功效。原治癔症，适用于多发性抽动症，伴心脾不足、心神失宁、症见抽动、少眠的儿童，疗效尚佳

续表

百合银耳羹	原料	百合50克，去心莲肉50克，银耳25克，冰糖50克
	制法	百合、莲肉加水适量，煮沸，再加银耳，文火煨至汤汁稍黏，加冰糖，冷后即可服用
	功效	具有清心安神的功效，适用于多发性抽动症，阴虚火旺，抽动兼见脾气急躁、大便偏干等症的儿童
百合芦笋汤	原料	百合50克，罐装芦笋250克，鸡汤500毫升，盐、味精适量
	制法	先将百合放入温水浸泡，发好洗净，加鸡汤500毫升，加热烧12分钟，再加入芦笋，煮开后加盐、味精，即成
	功效	具有清心安神的功效。适用于多发性抽动症，症见心烦少眠、好动难静、记忆力减退的儿童。经常服用，有改善睡眠的作用

第五节　儿童自闭症营养指导

一、儿童自闭症的表现

（一）不会说话或语言障碍

语言发育迟缓，主动说话少，时常缄默不语。有的儿童不用语言表达自己的需要，而喜欢拉着别人的手去拿他想要的东西。有的儿童不理解别人的语言，不能与人交流。

（二）特殊依恋

突然对人反应冷淡，但对某些无生命物体或小动物，如杯子、小鸡等表示出特殊的兴趣，并产生依恋。如果夺走其依恋物，便焦虑不安或哭闹不休。

（三）不认生，不认人

儿童对人缺乏相应的情感体验，常避开别人的目光，缺乏眼对眼的注视，很

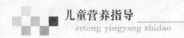

少向远处望，面部常无表情。

（四）不与其他儿童玩

平时不愿与其他儿童一起玩耍，总是呆在家里，对周围事物漠不关心，无论发生什么事都不闻不问，整天沉浸在个人世界里。

（五）适应能力差

有些儿童往往强烈要求保持现状，不肯改变其所在环境、生活习惯和行为方式。如反复不断要吃同样的食物、穿同样的衣服、做同样的游戏。在吃饭或做游戏时，其用具或玩具的位置固定不变，如有变动，即出现明显的焦虑反应或大哭大闹现象。

二、自闭症对儿童的危害

（一）影响神经功能

研究表明，自闭症一旦发病，儿童神经完善功能就出现停滞。如果发现及时，及早进行教育康复干预，那么神经功能恢复就会好，表现出与正常儿童的差异性小。如果发现迟，未进行有效的教育康复或错过最佳教育康复干预期，那么神经功能恢复就会差，表现出与正常儿童的差异性明显。

（二）影响语言功能

以自闭症的语言发展为例。正常儿童2～3岁是学习口头语言最佳时期，因为这时儿童神经系统的完善、认知水平的发展开始进入一个新的发展期，即开始突破非交流性言语，也称为自我中心言语，而这个时期恰恰是自闭症的发病期，这对其语言功能影响非常大。

（三）社会交往障碍

"自闭"是小儿自闭症最常见的症状，表现为"对亲人不亲，对陌生人不生"的特点，当亲人要抱他起来时，往往不会像正常儿童那样伸出双手表现出期待亲人抱起的姿势，拒绝贴身拥抱。当与父母出门时无明显依恋表情，见到父母回来时也无愉快表示，见陌生人也类同见到父母的表情，有时呼唤其名字，也时常不理会，无反应，以致使人怀疑其是否有听力问题。社会交往障碍大都到2岁时才明显，至5岁以后障碍程度有所减轻。

三、儿童自闭症的成因

目前自闭症的病因仍不明了，有关学者对自闭症的病因开展了极为广泛的研究，越来越多的证据表明生物学因素（主要是遗传因素）和胎儿宫内环境因素在自闭症的发病中有重要作用。

四、儿童自闭症的预防措施

（1）让儿童尽可能多地参加集体活动，如邻居小朋友相邀的游戏、做作业，如学校、班级统一组织的祝贺同学生日、欢送老师等文体活动。

（2）允许或鼓励儿童走下高楼来到庭院之中，与邻居或附近小朋友交往、玩耍，建立友谊。

（3）在培育儿童良好品德的同时，要教导儿童形成良好的性情和情感。

（4）培育儿童的自立能力，切忌父母事事包办。让儿童学会自己的事情自己做，有意让儿童碰碰钉子，尝尝苦头，以磨炼其意志。

相关知识：

自闭儿童禁食食谱

1.谷类食物

谷类食物主要指大麦、黑麦和燕麦等制成的食物。在坚持控制这些谷类食物6~12个月后，会起明显的进步。

2.酪蛋白食物

由于自闭症儿童可能无法长期分解牛奶中的酪蛋白，造成消化道内带有鸦片活性的短肽链增多，从而影响他们的症状。

因此，控制自闭症儿童不吃或尽量少吃奶制品是有利的。除此以外，鸡蛋、鲜奶蛋糕、奶酪等食物也同样富含酪蛋白，因此也要控制对这些食物的摄入。控制2~4岁自闭症儿童的奶制品食物，其效果非常显著，但持续的时间可能不长，大约在10~21天。

由于牛奶含有丰富的营养，因此在控制这些食物的同时，应注意补充各类替代品，如豆奶或蔬菜汁等。

3.氨基酸和消化酶

许多疾病直接来源于氨基酸摄入不平衡。有专家发现自闭症儿童血液里谷氨酸的水平较低，补充适量谷氨酸对儿童能有所帮助。

4.含色素食物

硫酸盐对人体的消化功能有着非常重要的作用。如果人体胃肠道内缺乏硫酸盐，那么消化道可通透性就会增加，带着类鸦片活性肽就容易进入血液，自闭症患者症状也将恶化。

5.含水杨酸盐食物

含水杨酸成分高的食物对自闭症患者有不良的作用。这些食物包括橘子、橙子、胡柚、柠檬、西红柿等。

阿司匹林也含有大量的水杨酸。因此不仅应注意尽量避免给患儿吃这类药物，在感冒、发烧时，也尽量不要使用阿司匹林。

五、自闭症儿童营养食谱

以下提供一份缓解自闭症营养食谱，仅供参考，见表8-10。

表8-10　　　　　　　　　　　缓解自闭症营养食谱

炸丸子	制法：将萝卜、胡萝卜切丝，精肉切碎，混合后放入海米、五香粉、玉米粉及其他米粉（黄豆粉、江米粉、小米粉、大米粉等）、盐及少量水，拌匀后，下入沸油中炸成小丸子。呈深黄色时捞出可食
煎米饼	制法：在盒内打入1个鸡蛋，放入少许盐和五香粉后搅匀，再加入各种米粉，最好以江米粉为主，再放入少许黄豆粉和高粱米、小米粉、绿豆粉等，再放入少量水，搅成较稠的糊状，在平底锅中油煎成小饼
八宝粥	制法：取红豆、绿豆、花生、黑米、小米、豇豆、红枣、西米（大米也可），做晚饭时用焖烧锅烧开焖上，到第二天早晨就可以吃了

第六节　遗尿症儿童营养指导

一、儿童遗尿症的表现

（1）儿童沉睡难以叫醒，不能自控排尿。

（2）强拉下床仍迷糊不清，常抓身挠头，东站西走，不知所措。

（3）尿脬小，夜尿多，晚上口渴而不敢喝水。

（4）尿后不知，也有的伴有尿急、尿频及滴尿等。

（5）多动，注意力不集中，记忆力差，饭量小，身体发育迟缓等特点。

二、儿童遗尿症的危害

虽然相当一部分遗尿症儿童有自愈的倾向，但不可忽视遗尿症对儿童心理的负面影响，尤其是对自信心的伤害。具体危害见表8-11所示。

表8-11　　　　　　　　　　遗尿症对儿童的危害

序号	类别	具体表现
1	胃肠系统	挑食、厌食、面黄肌瘦或虚胖、乏力、易饭前腹痛或受凉腹痛、易晕车、大便溏稀或干燥，直接影响机体的营养供应及吸收
2	大脑神经系统	（1）睡眠昏沉、难以叫醒为遗尿症的突出特点 （2）记忆力减退、反应迟钝、烦躁易怒、多梦咬牙、睡觉乱蹬乱翻、注意力不集中、好动或不能久坐、精神萎靡等，直接影响大脑神经系统的功能及其发育，致使智商下降
3	免疫系统	易感冒发烧，易患各种传染病，直接危害机体
4	皮肤、关节	皮肤干燥、过敏、皮肤病、盗汗（夜间睡中出汗）、自汗（白天不自主出汗）、手脚易出汗、腰疼、腿软无力，甚至两腿的长短粗细有差异

续表

序号	类别	具体表现
5	心理方面	羞愧、自卑、内疚、胆怯或胆小、恐惧、焦虑，久而久之，引起人格变态，表现性格内向、孤僻、不合群、神经质或有暴力倾向等
6	发育状况	隐睾、隐裂、疝气、包茎、小阴茎、小子宫、囟门愈合晚、走路晚、说话晚、身高体重差，严重危及生长发育，若错过治疗时机，将遗恨终身，还将累及后代
7	生殖功能	少精、早泄、阳痿、不育等；月经不调、闭经、排卵障碍、更年期提前、不孕等，直接影响生育及性功能

三、儿童遗尿症的成因

遗尿症病因主要包括以下六点：

（一）遗传因素

如果父母双方幼年时均有遗尿，子女发病率约为77%；如果父母双方有一人幼时遗尿，子女发病率约为44%；如果父母双方幼年时均无遗尿者，子女发病率约只有15%。

（二）功能性膀胱容量减少

遗尿儿童膀胱容量比预计的要少30%，同时膀胱的容量均不同程度地小于正常，平均小于正常的50%。

（三）心理因素

（1）亲人突然死伤、父母吵闹离异、母子长期隔离或恐惧受惊，均可导致儿童遗尿。

（2）有些儿童在幼年时没有养成控制排尿的习惯，一旦尿床便遭责骂，精神总处于紧张状态中，使遗尿症经久不愈。

特别提示

心理因素不但可使已有控制能力的儿童重新出现遗尿，还可使少数儿童逐渐形成习惯，甚至持续至成年。

（四）睡眠过深

遗尿儿童夜间睡眠都较深，不易被唤醒。即使被唤醒之后，也迷迷糊糊的，因此夜间唤醒儿童排尿相对比较困难。原因在于睡眠过深，不能接受来自于膀胱的尿意觉醒，使之发生反射性排尿，形成遗尿。

（五）排尿训练不当

排尿训练不当的具体表现见8-12。

表8-12　　　　　　　　　　排尿训练不当的表现

序号	类别	表现
1	夜里训练过多	如夜里要叫醒婴儿3～4次，甚至4～5次，结果使膀胱未得到扩张，不能产生明显的尿意
2	夜里训练过少	如给婴儿使用纸尿裤，不管不问
3	训练过早	如在儿童几个月时就开始进行训练，由于认知和语言理解能力尚不成熟，不能承受复杂的排尿训练，反因排尿紊乱而尿床
4	强迫训练	如夜里把婴儿叫醒排尿，不管婴儿如何挣扎、哭闹，只要不排尿就不允许离开便盆

（六）抗利尿激素分泌不足

儿童遗尿主要是由于垂体后叶分泌抗利尿激素功能尚未成熟，夜间不能分泌足够的抗利尿激素控制排尿，并与神经内分泌系统整体发育不完全有关。

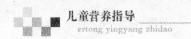

四、儿童遗尿症的预防措施

（1）儿童起居生活要规律，白天避免过度疲劳和精神紧张，最好能睡午觉，以免过于疲劳夜里睡得太沉，有尿时不容易醒来，也不容易被唤醒。

（2）观察儿童容易尿床的时间，然后定好闹铃，提前半小时将其唤醒排尿，使唤醒的铃声和膀胱的充盈刺激同时出现。唤醒儿童起来撒尿一定要让其醒透，在清醒的情况下把尿排净，否则在昏睡中不容易建立起排尿条件反射。

（3）督促儿童白天多饮水，尽量延长两次排尿的间隔时间，促使尿量增多。训练儿童适当地憋尿，提高膀胱控制力。

（4）帮助儿童养成睡前排尿的习惯，每天睡前2个小时，不要再让儿童喝过多的饮料或水，养成睡前把尿排净的习惯。

（5）培养儿童按时入睡的习惯，睡觉前别让儿童太兴奋，不宜过于逗弄，不宜做剧烈活动或太兴奋的游戏，不宜看刺激性影视片，以免大脑过度兴奋，促发夜里尿床。

（6）儿童尿床之后也会感到自卑与害羞，如果父母不顾及儿童的自尊心，采用打骂、威胁、惩罚的手段，会使儿童更加紧张、委屈和忧郁，经常处于诚惶诚恐中，会导致症状加重。父母应以亲切的态度对待儿童，使其消除紧张情绪，放松心理，能积极配合。专家指出，对待尿床的儿童，只能在安慰及鼓励的情况下进行治疗。

五、儿童遗尿症营养食谱

以下提供一份缓解遗尿症营养食谱，仅供参考，见表8-13。

表8-13　　　　　　　　　　儿童遗尿症食谱

	原料	猪腰100克，核桃仁30克，黑豆50克
	调料	盐3克，姜片5克
黑豆核桃猪腰汤	制法	（1）锅置火上，将黑豆干炒至豆衣裂开后，洗净备用 （2）将猪腰剖开，剔去筋膜臊腺，洗净后切成腰花块 （3）将腰花块入沸水中略微汆烫后，捞出备用 （4）将黑豆、猪腰、核桃仁、姜片放入砂锅中，加入适量清水，煲煮约2小时 （5）汤熟后，加盐调味即成

续表

核桃鸡米	原料	鸡胸脯肉50克，核桃仁50克，鸡蛋1个，食用油、盐、味精、淀粉各适量
	制法	（1）鸡胸脯肉洗净，切成小丁，放入鸡蛋清、淀粉和少许盐搅拌均匀 （2）起油锅，烧至四成热，加入核桃仁，炸熟后捞出；这时倒入鸡丁，炒半熟后加入炸熟的核桃仁继续翻炒即可

第七节　性早熟儿童营养指导

性早熟是指在性发育年龄以前出现了第二性征。一般认为，女孩在8岁以前、男孩在10岁以前出现第二性征，如小女孩的乳房发育，阴、腋毛生长及月经初潮，或小男孩出现睾丸、阴茎增大，阴、腋毛生长，阴茎勃起，甚至排精等现象。

一、儿童性早熟的表现

（一）女童

（1）首先出现乳房增大，可有触痛，多为两侧乳房同时增大，但也有部分儿童开始时仅一侧乳房增大，以后才发展到另一侧。

（2）随着病程进展，乳房进一步增大，阴道分泌物增多，同时身高增长加速。

（3）如果未及时恰当治疗，还会出现阴毛、腋毛及阴道出血。开始时多为不规则阴道出血，逐渐过渡到规则地来月经。

（二）男童

（1）首先出现的征象是睾丸增大，接着阴茎增粗增长，可有阴茎勃起，并伴有身高增长加速。

（2）如果未及时恰当治疗，还会出现阴毛、胡须、痤疮、变声，甚至排精。

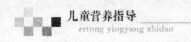

二、儿童性早熟的危害

（一）造成心理障碍

性早熟儿童虽然性征发育提前，但心理、智力发育水平仍为实际年龄水平，过早的性征出现和生殖器官发育会导致未成熟儿童产生心理障碍，尤其是看到自己与周围人的不同性状特征，极易引起自卑心理。

性早熟的儿童生理上已经成熟，但由于年龄太小，受教育不多，心理无法跟上生理成熟的步伐，于是出现问题，如发生早恋、早孕或受到性侵犯、发生过早性行为等。

（二）影响学习

应该说，性征的出现和生殖器官的发育肯定会使儿童分心，尤其是女孩，过早来月经往往会令其感到不安、害羞和紧张。同时，女孩身体发育过早，没有能力处理好月经给生活带来的影响，加之由于生理和心理发展的不平衡，也给生活带来了诸多不便，这势必会影响学习。

（三）身高矮于同龄人

性早熟儿童往往伴随骨骼生长加速，使其看起来比同年龄儿童长得高。不过，这只是一个暂时现象，由于性激素提前催发，导致骨骺闭合也将大大提前，生长期则相应缩短，即长骨骨干与骨骺提前闭合而停止生长。

一般情况下，女孩在初潮后、男孩在首次遗精后3年内平均只能长约5厘米。因此，性早熟儿童最终身高反而会矮于同龄人，典型的真性性早熟的儿童往往达不到150厘米。

（四）系统性内分泌失调

性早熟本身就是一种内分泌疾病，只是儿童自身内分泌失调程度存在着个体差异，即有轻重缓急之分。

症状较轻儿童主要表现为性激素水平的失调，症状严重的会导致系统性内分泌失调，如肾上腺皮质功能亢进会引发儿童全身性多毛症状。

肾上腺皮质功能低下的儿童则表现为毛发减少、干枯，甚至伴随阴毛和腋毛脱落。甲状腺功能亢进者可见毛发细软或过早灰白，同一功能低下儿童会出现生长期毛发减少、退行期毛发增多的症状。

三、儿童性早熟的成因

（一）饮食和营养

现在家庭生活条件变得优越，营养得到改善，疾病减少，儿童生长和发育出现了加速趋势，导致性发育提前和性成熟者增多。导致儿童性早熟的食品见表8-14。

表8-14　　　　　　　　导致儿童性早熟的食品

序号	类别	具体食品名称	备注
1	可入药大补类食品	冬虫夏草、人参、桂圆干、荔枝干、黄芪、沙参等	改变儿童正常内分泌环境，造成身心发展的不平衡
2	禽肉	特别是禽颈	市场上出售的家禽，绝大部分是吃拌有快速生长剂的饲料，禽肉中"促熟剂"残余主要集中在家禽头颈部分的腺体中
3	反季节蔬菜和水果	冬季的草莓、葡萄、西瓜、西红柿等，春末提前上市的梨、苹果、橙和桃	少给10岁以下的儿童食用
4	油炸类食品	特别是炸鸡、炸薯条和炸薯片	过高能量会在儿童体内转变为多余脂肪，引发内分泌紊乱，导致性早熟；食用油经反复加热使用后，高温使其氧化变性
5	儿童口服液	特别是声称能使儿童"更高更壮"	针对儿童市场的补剂和口服液，相当部分含有激素成分

（二）环境污染

由洗涤、农药、塑料工业向环境排放的物质及其分解产物，可产生环境类激素污染物。这些污染物均被发现含有雌性激素活性，通过水源、食物、皮肤吸收后，成为假性性早熟直接原因，也成为真性性早熟促进原因。

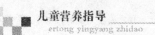

（三）社会风气与视听产品中的"性信息"

儿童不但可从电视中获取到大量具有性暗示的画面，而且可以从网络上接触到性信息。儿童接触多了，都会过早刺激儿童心理，最终使其性早熟。

（四）过度光照引起睡眠紊乱

光照过度是诱发儿童性早熟的重要原因之一，因为光线会影响大脑中的内分泌器官松果体的正常工作。儿童若受过多的光线照射，会减少松果体褪黑激素分泌，引起睡眠紊乱后就可能导致卵泡刺激素提前分泌，从而导致性早熟。

四、儿童性早熟的预防措施

（1）注意饮食营养，每天都要摄入足够的蛋白质、碳水化合物、脂肪、维生素等，以保证身体生长需要，但是儿童不宜药物进补。

（2）关心儿童生长发育的情况，可以在给其洗澡时观察性发育是否有异常。

（3）父母应了解儿童的性早熟不过是生理性发育提前而已，不必惊慌，可以把这些知识和道理告诉孩子，解除其思想顾虑，减轻思想负担，不必害羞，也不要有自卑感。

（4）儿童不要过多摄入高蛋白质食物，每餐实行肉菜搭配，少吃洋快餐、油炸类膨化食品，少吃反季节蔬菜和水果以及含有添加剂的食品。

第八节　儿童弱智营养指导

一、儿童弱智的表现

（1）异食行为，表现为吞食非食物性物质，如咬吃玩具上的油漆、灰泥、头发、污物等。

（2）反社会行为，指不符合道德规范及社会准则的行为，如说谎、逃学、偷窃、欺骗、故意捣乱等。

（3）性行为异常，特别是年龄较小或重度以上弱智男童大部分都有玩弄外生殖器的行为，甚至不管场地、时间，弱智女童则表现为两腿用力夹紧摩擦以刺激外生殖器。

（4）退缩行为，如胆小、害羞、低头、说话声音小、不敢与人交往、害怕见陌生人、害怕去生疏的地方、过分依恋亲人等，有的则采取面墙独处、躲避等方式。

（5）弱智儿童冲动、攻击行为男童较女童多见，较大者表现为易激惹、冲动、破坏物品、踢打袭击或者辱骂他人；幼小者则表现为咬人、咬物、好打人，以发泄自己的情绪。有些弱智儿童则内向攻击，表现为自伤，如达不到要求或者愿望受到约束时出现捶胸、打头、咬自己的身体、撞墙等伤害自己的行为，以发泄自己的不满。

（6）不能长时间地将注意力指向某一事物，特别是需要意志努力的注意，容易分心，注意力容易受外界的干扰，做事不能坚持始终。伴有多动行为者，则上课时在椅子上扭来扭去，手脚不停，不能静坐，喜欢多嘴。

二、儿童弱智的危害

弱智儿童存在着严重的智力障碍，明显缺乏个人动机与兴趣，主动性差，意志水平低下，这些因素都会反过来影响儿童发展。弱智儿童与普通儿童的差距主要表现在以下五个方面：

（一）知觉

整个知觉明显比正常儿童迟钝。知觉速度缓慢，知觉范围狭窄，知觉内容笼统而不精确。

（二）记忆

记忆再现中会发生大量歪曲和错误，支离破碎，缺乏逻辑、意义和联系。识记速度缓慢，记忆保持差；记忆表象贫乏，缺乏分化，不稳定。

（三）言语

言语出现迟，发展缓慢；词汇量小，缺乏连贯性；词义含糊，不能清楚、明确地表达自己的想法，词不达意。

（四）思维

(1) 判断力差，不能完整认知客体，缺乏概括能力。

(2) 难以理解概念的确切含义，特别难以理解抽象概念。

(3) 分析能力差，考虑问题不符合逻辑。

(4) 数的概念掌握困难，简单的计算也难完成。

(5) 注意力不易集中，注意范围狭窄，稳定性差，难于分配注意。

（五）个性

情绪紧张、压抑，消极沮丧或喜笑失度；对人多怀有敌意。缺乏自信心和自制力，做事难以坚持到底，性格极其孤僻。

相关知识：

弱智儿童基本类型

1.基本型

主要特点是复杂认识活动和抽象概括能力差。对学习感到困难，不善用新知识代替旧知识，智力低下表现明显。但是注意力较易集中，听话，较守纪律。

2.兴奋型

这是一种基本智力缺陷与活动能力障碍相结合的智力落后儿童。这类儿童主要表现为：

（1）容易兴奋和激动，好动不停，动作无节制、不协调，做精细动作困难。

（2）注意力不集中或集中的时间很短，对任何事情都没有特别兴趣。

（3）在智力活动中匆忙行事，顾东不顾西，易产生附带联想，不能完成任务。

（4）容易冲动，好与别人争执，不听话，无礼貌，行为与年龄不符。

3.抑制型

这类儿童精神萎靡，消极被动，学习困难，活动能力障碍明显。

（1）性情孤僻，不喜爱、不善于接近别人，怕陌生，见生人易惊

慌失措。

（2）在进行智力活动时常出错，但受到鼓励、表扬或精神状态好时，错误较少。

（3）有时脾气执拗，不听从劝告。

4.严重个性障碍型

智力缺陷与严重个性障碍及明显运动障碍结合在一起。个性发展水平低，需要和动机系统有严重病理变化，情感活动明显失常，运动障碍和情感障碍明显，没有稳定的动机、愿望和意图，动作贫乏，手足无力，生活不能自理。

5.语言障碍型

这类儿童主要因脑损伤造成听觉和言语发展严重困难，表现出明显语言障碍。

三、儿童弱智的成因

引起儿童弱智的原因大致有以下四种：

（一）遗传因素

染色体异常，如先天愚型等占弱智儿童5％～10％。基因突变，如先天性代谢异常病属于此类。

（二）产前损害

产前损害包括宫内感染、缺氧，理化因素如有害毒物、药物、放射线、汞、铅、吸烟、饮酒、吸毒、孕妇严重营养不良或孕妇患病。

（三）分娩产伤

分娩产伤包括窒息、颅内出血、早产儿、低血糖、核黄疸、败血症。

（四）出生后患病

出生后患病包括患脑膜炎、脑炎、颅外伤、脑血管意外、中毒性脑病、内分泌障碍（如甲状腺功能低下）、癫痫等。

四、儿童弱智的预防措施

（1）做好传染病、病毒、细菌、原虫的免疫接种。

（2）预防各种感染及意外事故的发生，减少颅脑外伤及意外事故，正确治疗脑部疾病，控制癫痫发作。

（3）加强学前教育和早期训练，对学龄前儿童定期进行健康检查，禁止忽视和虐待儿童。

（4）注意早期营养（蛋白质和铁、锌等微量元素）供应。

相关知识：

给弱智儿童多吃"益智食物"

所谓益智食物指一类具有健脑作用，能够提高大脑功能，增强体力和精力，促进记忆、集中注意力，并可以使人变得思维敏捷的食物。

1.黄花菜

黄花菜又名金针菜，是食用和药用的一种花卉，具有安神、醒脑、增智、宽胸、美颜、养血、解毒、清热、除烦、通乳功效。在日本科学家所列举8种健脑食品中，将黄花菜列于首位，并称它为"健脑菜"。

2.鱼

研究发现吃鱼能够健脑。因为鱼中含有二十二碳六烯酸（简称DHA），又称"脑黄金"。在大脑脂质中10%是DHA，当体内的DHA不足时，记忆力和感觉能力下降，经常吃鱼则大脑中DHA数量就较高，就会活化大脑神经细胞，改善大脑机能，提高判断力，减少各种失误。

3.蛋黄

蛋黄中富含卵磷脂，蛋类、肝脏和豆类也含卵磷脂，卵磷脂是大脑脂质的重要成分。经常吃含卵磷脂丰富的食物对改善记忆力有一定功效，还能控制脑细胞死亡。

4.碱性食物

通过调高大脑中的pH值可以提高智力。因此，给儿童多吃碱性食物可能提高智力。这些食物有豆腐、豌豆、大豆、绿豆、油菜、芹菜、莲藕、洋葱、茄子、南瓜、黄瓜、菌类、牛奶、菠菜、白菜、卷心菜、柑橘类、西瓜、葡萄、香蕉、苹果、草莓、栗子、柿子、咖啡等。

5.苦味食物

某些苦味食物是维生素B_{17}的重要来源。苦味食物与人精神活动密切相关，因此，多吃苦食有益于大脑。带苦味食物有咖啡、茶叶、巧克力、苦瓜、苦杏仁、莴苣、苦菜等。吃这些食物可产生醒脑、舒适轻松的感觉，能松弛紧张的心理状态，消除大脑疲劳、恢复精力。

6.健脑食品

儿童健脑食品主要有核桃、芝麻、萝卜叶、海带、裙带菜、糙米、小米、玉米、枣、桂圆、金橘、麦胚油、菜子油、豆油、米糠油，牛、猪、兔、羊、鸭、鹌鹑、鱼类等在自然条件下饲养的动物以及黄花、芹菜、野兔、野鸭等野生动植物等。

7.抗氧化物食物

抗氧化物能中和破坏神经元的自由基，所以多吃富含抗氧化物分子的食物，对智力可能大有裨益，许多颜色鲜艳的果蔬以及某些豆类、全谷类、坚果和香料等都富含抗氧化物。

8.其他食物

动物脑等有助于脑细胞发育，有强壮神经等作用。含碘多的食物，每周至少吃两次可使儿童聪明等。对身体有好处的食物，同样有益智力。

当然，这些有健脑作用的食物可以给儿童经常吃，但不是吃得越多越好，关键在于吃得适宜、适量。因为饮食适宜、营养均衡更为重要，可避免罹患高血压、糖尿病、肥胖症、高胆固醇等疾病。

第九节　儿童哮喘营养指导

一、儿童哮喘的表现

（1）儿童更易感冒，并发支气管肺炎，呼吸非常困难，烦躁不安，心跳加剧，可出现面色灰暗，额头出汗，不要单纯的以为只是感冒。

（2）儿童哭闹的次数和程度多于平日，尤其到夜晚哭闹情况更加严重，而且害怕各种刺激，说话声音大，吃点凉东西就会发生憋气喘息。

（3）饭量明显减少，变得特别挑食，对零食情有独钟，甚至是爱不释手，饮食没有规律。

（4）如果经常发生便秘，可能是饮食出现问题，也可能是患了儿童哮喘。

二、儿童哮喘的危害

（一）引起呼吸骤停和呼吸衰竭

哮喘患者呼吸骤停发生过一次常有第二次发生的可能，应当特别警惕。呼吸衰竭的发生比呼吸骤停慢得多，多为哮喘持续状态发展到后期所并发，表现为神志改变与明显的紫绀。过敏性哮喘需要及时治疗，及时找到致敏原。

（二）诱发肺气肿和肺心病

有资料统计：大约80%的肺气肿病人都有慢性支气管炎，1/3的慢性支气管炎患者伴有肺气肿，可是只有1/10左右的哮喘病人并发肺气肿。

（三）造成气胸和纵隔气肿

在哮喘发作时，由于小气管的阻塞，咳嗽时肺泡内压力可以更高。此时某些较薄弱的肺泡就有可能破裂，破裂的肺泡可以连接在一起形成肺大泡，也可能气体顺着肺间质跑到纵隔形成纵隔气肿。

（四）造成胸廓畸形和肋骨骨折

哮喘病变中胸廓畸形相当常见，主要见于自幼得哮喘的儿童或长期发病者。肋骨骨折主要发生在剧烈发作时的咳嗽或喘息时，由于横隔的猛烈收缩而气道又有阻塞以致造成肋骨的折断。

三、儿童哮喘的成因

哮喘病的成因较复杂，大多数认为是一种与多基因遗传有关的变态反应性疾病，受自身的体质因素和环境因素的双重影响。不同类型的哮喘其发病原因也有所区别。

（一）体质因素

许多调查资料表明，哮喘患者亲属患病率高于群体患病率，并且亲缘关系越近，患病率越高；患者病情越严重，其亲属患病率也越高。另外，情绪激动、紧张不安、怨怒、免疫力低下、内分泌失调等，都会促使哮喘发作。

（二）环境因素

哮喘形成和反复发病，常是许多环境因素综合作用的结果，见表8-15。

表8-15　　　　　　　　　　　　环境因素

序号	因素类别	具体说明
1	吸入物	吸入物分为特异性和非特异性两种。特异性吸入物有尘螨、花粉、真菌、动物毛屑等，非特异性吸入物有硫酸、二氧化硫、氯氨等
2	感染	哮喘的形成和发作与反复呼吸道感染有关
3	食物	婴幼儿容易对食物过敏，但随年龄的增长而逐渐减少。引起过敏最常见的食物是鱼类、虾蟹、蛋类、牛奶等
4	气候改变	当气温、温度、气压和（或）空气中离子等改变时可诱发哮喘，因此在寒冷季节或秋冬气候转变时较多发病
5	运动	约有70%～80%的哮喘患者在剧烈运动后诱发哮喘，称为运动诱发性哮喘或运动性哮喘
6	药物	有些药物可引起哮喘发作

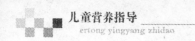
四、儿童哮喘的预防措施

（一）避免诱发因素

儿童哮喘的发作，与致敏原有密切关系，发作过后，应细心寻找和分析诱发因素，尽可能避免。诱发因素主要是两个方面：一是过敏物质，如花粉、粉尘、皮毛、牛奶、鸡蛋、鱼、虾、螃蟹、油漆、药物等，每个人有不同的致敏原，有的是一两种，有的多达几十种；二是体质和精神状态，如情绪不好、过度劳累，吸入冷空气等。

对于有过敏体质的儿童平时需要注意避免交叉感染，更重要的是注意提高免疫功能。

（二）注意饮食调养

多吃高蛋白质食物，如瘦肉、蛋、家禽、大豆及豆制品等，多吃含有维生素A、B、C、D及钙质的食物，少吃冷饮、碳酸饮料、炒货类等有刺激性的食物。

（三）加强体育锻炼

根据儿童体质情况适当选择运动方式。如从夏天起坚持游泳或冷水洗脸、洗脚甚至洗擦全身，增强抵抗寒冷的能力，提高机体免疫功能，从而增强体质，减少哮喘的发生。

五、儿童哮喘健康食谱

以下提供对儿童哮喘有益的食谱，仅供参考，见表8-16。

表8-16   儿童哮喘健康食谱

干姜茯苓粥	配料	干姜3~5克，茯苓10克，甘草3克，粳米100克
	用法用量	先煎干姜、茯苓、甘草，去渣取汁，入粳米煮成粥。分2次服，每日1剂，连服数日，喘平痰净为止
麻雀虫草汤	配料	麻雀3只，冬虫夏草3~6克，冰糖20克
	用法用量	麻雀去毛及内脏，把虫草放于雀腹中，加冰糖，加水适量，置碗中，放蒸锅内隔水蒸熟，食虫草、雀肉及饮汤。每日1剂，连服数日

续表

柚皮牛胎汤	配料	干柚皮15～30克，牛胎盘1个
	用法用量	牛胎盘洗净切成小块，加入柚皮，加水适量炖汤，加适量调味品，分数次饮汤食肉，每周1次。对哮喘发作较轻及缓解期证属虚寒者均可服食
蛤蚧炖冰糖	配料	蛤蚧10只，冰糖适量
	用法用量	蛤蚧焙干研细末，每次取5克，加冰糖15克，炖服。每日1次，连服20天
杏麻豆腐汤	配料	杏仁15克，麻黄30克，豆腐125克
	用法用量	将杏仁、麻黄、豆腐煮1小时，去药渣，食豆腐饮汤。每日早晚2次分食

本章习题：

1. 儿童肥胖原因及其危害有哪些？

2. 简述肥胖儿童膳食调整方法。

3. 与龋齿有关的营养素具体包括哪些？

4. 如何营养调理儿童龋齿？

5. 简述儿童多动症的危害及其表现形式。

6. 儿童多动症饮食调养方法有哪些？

7. 概述儿童抽动症、自闭症的原因及其危害。

8. 儿童抽动症、自闭症的膳食调整方法有哪些？

9. 概述儿童遗尿症、性早熟的原因及其危害。

10. 怎样利用膳食调整儿童遗尿症、性早熟？

11. 概述儿童弱智、哮喘的原因及其危害。

12. 儿童弱智、哮喘的膳食调整方法有哪些？

参 考 文 献

[1] 刘静波.青少年营养配餐.北京：化学工业出版社，2006

[2] 彭景.营养配餐师．北京：化学工业出版社，2008

[3] 朱凤莲，汪卿琦.儿童营养师上岗手册.北京：中国时代经济出版社，2011

[4] 万梦萍.家庭营养师.北京：中国劳动社会保障出版社，2011